BIBLIOTHÈQUE GÉNÉRALE DE MÉDECINE

DE LA VALEUR
DE LA
COLPOTOMIE POSTÉRIEURE
DANS LES
SUPPURATIONS PELVIENNES

PAR

Le Docteur Henri MASSIER
de la Faculté de Paris

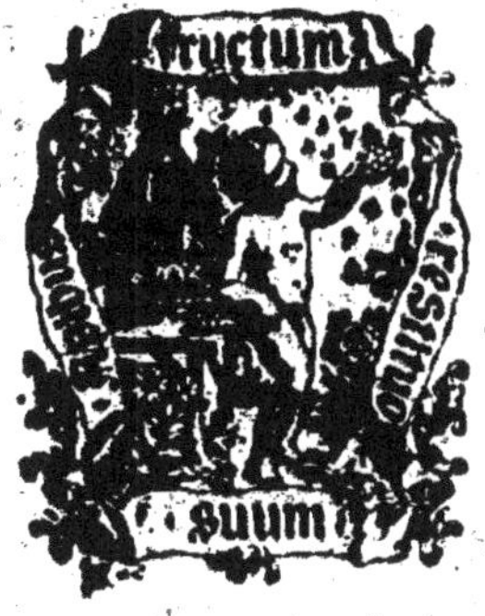

PARIS
SOCIÉTÉ D'ÉDITIONS SCIENTIFIQUES
PLACE DE L'ÉCOLE DE MÉDECINE
4, Rue Antoine-Dubois, 4

1898

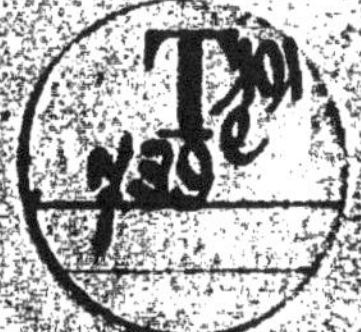

DE LA VALEUR

DE LA

COLPOTOMIE POSTÉRIEURE

DANS LES

SUPPURATIONS PELVIENNES

BIBLIOTHÈQUE GÉNÉRALE DE MÉDECINE

DE LA VALEUR
DE LA
COLPOTOMIE POSTÉRIEURE
DANS LES
SUPPURATIONS PELVIENNES

PAR

Le Docteur Henri MASSIER
de la Faculté de Paris

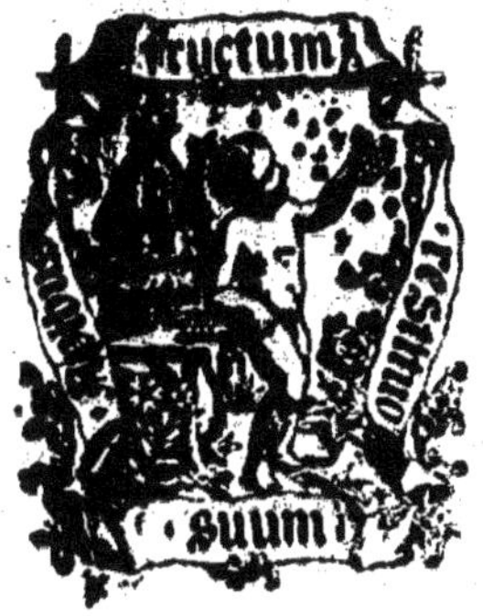

PARIS
SOCIÉTÉ D'ÉDITIONS SCIENTIFIQUES
PLACE DE L'ÉCOLE DE MÉDECINE
4, Rue Antoine-Dubois, 4

1898

INTRODUCTION

Pendant le temps, malheureusement trop court, que nous avons passé dans le service de M. le Docteur Picqué, à la Maison Municipale de Santé, nous avons eu maintes fois l'occasion d'entendre notre maître nous vanter les bénéfices du conservatisme en gynécologie. Ce ne sont pas toujours les opérations les plus graves qui donnent les plus beaux résultats, et la guérison des lésions pelviennes suppurées par la colpotomie postérieure était tellement évidente, que dans une foule de circonstances il n'hésitait pas à y avoir recours.

La bénignité, la simplicité de cette méthode, l'innocuité qu'elle offre dans le cas où une intervention plus radicale s'imposerait ultérieurement, précisent davantage chaque jour ses indications.

A la suite des nombreux succès obtenus dans le service avec cette opération, notre conviction était telle que nous avons demandé à M. le Docteur Picqué de faire de la colpotomie postérieure, appliquée au traitement des suppurations pelviennes, le sujet de notre thèse, et c'est sous sa direction et ses indications que nous avons entrepris ce travail.

Qu'il nous soit permis tout d'abord, avant d'entrer dans le sujet de notre travail, d'acquitter une dette de reconnaissance envers tous ceux qui ont, par leurs savantes leçons, par leurs sages conseils, contribué à notre instruction médicale.

M. le docteur Picqué a bien voulu mettre à notre disposition les nombreuses Observations de son service et les nombreuses ressources de sa pratique, pour nous faciliter dans notre tâche. Qu'il nous permette de lui offrir nos remerciments bien sincères, pour son accueil bienveillant et ses précieux encouragements.

Nous sommes heureux et fier, d'avoir été l'élève de M. le docteur Gaucher, à l'hôpital Saint-Antoine. Notre respect et notre attachement pour ce maître datent du début de nos études médicales; l'amabilité avec laquelle il nous a toujours reçu, le solide enseignement qu'il nous a prodigué, ne nous feront jamais oublier combien nous lui sommes reconnaissant.

Chez M. Nélaton, à l'hôpital Tenon, chez M. le professeur Duplay, à l'Hôtel-Dieu, nous avons été initié aux difficultés de la clinique chirurgicale. Puissent les leçons de ces maîtres, si claires et si intéressantes, dont nous avons essayé de faire le plus large profit, nous être utiles dans notre carrière.

Nous avons appris les maladies des enfants, sous la direction de M. Marfan. Nous le prions d'accepter nos mêmes remerciements pour l'affabilité qu'il nous a toujours témoignée.

M. le professeur Tarnier a été pendant quelque temps notre maître en obstétrique. Nous adressons un respectueux souvenir à sa mémoire.

Nous prions notre ami M. le Docteur Dubrisay, chef de clinique à la clinique Tarnier, d'agréer tous nos remerciements pour l'amabilité avec laquelle il nous a facilité nos études d'obstétrique.

MM. les Docteurs Thibierge, Porak ont droit à notre gratitude pour l'accueil avec lequel ils nous ont reçu dans leur service.

Nous n'aurions garde d'oublier notre excellent ami M. le Docteur Macé, chef de laboratoire de M. Picqué, à la Maison Dubois ; que sa modestie ne s'offense pas de se trouver à cette place ; il y a droit à côté de ceux qui nous ont aidé et encouragé : je remercie ici le maître et l'ami.

M. le Professeur Berger nous fait l'honneur d'accepter la présidence de notre thèse inaugurale, nous le remercions sincèrement de cette marque de bienveillance et le prions d'agréer l'assurance de notre profond respect.

PLAN GÉNÉRAL DU TRAVAIL

Nous allons donc essayer de faire ressortir la valeur de la colpotomie postérieure, et montrer que dans beaucoup de circonstances, où elle paraissait de prime abord impuissante, son action est encore des plus efficaces. Notre travail sera divisé autant que possible en classes bien nettes, de façon à ce que tout soit exposé avec précision.

Nous dirons, tout d'abord, quelques mots de la pathogénie et de la symptomatologie des suppurations pelviennes, et, après avoir esquissé un historique récent de la colpotomie, nous poserons ses indications à propos de chaque groupe de suppurations.

Nous décrirons le manuel opératoire de M. Picqué, en insistant sur certains points de technique qui ont une grande importance au point de vue des résultats et des suites de l'opération.

La méthode de la colpotomie postérieure a à répondre à une foule de reproches que formulent ses adversaires : nous nous attacherons à réfuter autant que possible ces objections : car c'est en somme dans ce point que réside une des parties les plus intéressantes de notre travail.

Nous nous sommes attaché aussi à répondre aux attaques des adversaires, au sujet du choix de tel ou tel procédé opératoire, et nous nous sommes laissé entraîner à établir une sorte de parallèle entre l'hystérectomie et la colpotomie.

Dans tout notre travail, nous nous sommes livré à une sorte d'étude d'ensemble de la question, faisant comme une enquête pour mieux défendre nos idées, en appuyant notre opinion sur celle de chirurgiens plus autorisés que nous dans cette question.

Nous avons terminé notre travail par une statistique rapide et quelques observations personnelles ou du service de M. Picqué que nous avons pu suivre, et de quelques faits puisés parmi les auteurs qui ont eux aussi défendu la même cause.

Notre plan pourrait se résumer ainsi :

(*a*) Des suppurations pelviennes : classification, pathogénie.

(*b*) De la colpotomie postérieure : historique, technique opératoire.

(*c*) Des indications de cette méthode dans chaque classe de suppurations pelviennes : symptomatologie rapide.

(*d*) Objections : discussion.

(*e*) Résultats et avantages : de l'hystérectomie ultérieure, des grossesses possibles.

DÉFINITION ET CLASSIFICATION DES SUPPURATIONS PELVIENNES

Les suppurations pelviennes sont caractérisées par la présence du pus dans le pelvis de la femme, que ce pus soit dû à des collections péri-utérines secondaires ou primitives.

M. Segond insiste en effet sur ce fait que l'inflammation circum-utérine suppurée, nécessitera telle ou telle intervention suivant qu'elle est due à une inflammation localisée dans tel ou tel organe, qu'elle est primitive, ou qu'elle est venue se greffer, avec une évolution chronique, sur un état pathologique préexistant.

Jacobs, de Bruxelles, et avec lui More Madden, de Dublin, reconnaissent deux variétés de suppurations pelviennes : les unes intra-péritonéales, les autres extra-péritonéales, et à chacune de ces variétés conviendrait un procédé opératoire différent.

Bouilly donne au Congrès de Genève, en 1896, une autre classification. Il divise les suppurations pelviennes considérées au point de vue chirurgical en 4 classes :

a) Abcès du tissu cellulaire : paramétrite, phlegmon péri-utérin ;

b) Abcès des trompes ou des ovaires : pyo-salpingites et ovarites suppurées ;

c) Abcès péritonéaux primitifs : pelvi-péritonites, hématocèles suppurées ;

d) Suppurations complexes dans lesquelles ces divers organes peuvent prendre simultanément part à la constitution des collections purulentes, ou celles-ci se compliquer de fistules s'ouvrant soit à la peau, soit dans les organes creux du voisinage.

Nous baserons notre étude sur une classification à peu près semblable et, comme Richelot, nous décrirons trois classes de suppurations pelviennes :

1° La cellulite pelvienne,

2° Le pyo-salpinx et l'ovarite suppurée,

3° Les abcès péritonéaux.

A propos de chacun de ces groupes morbides, nous verrons dans quelle mesure on peut leur appliquer la colpotomie postérieure.

ÉTIOLOGIE ET PATHOGÉNIE DES SUPPURATIONS PELVIENNES

Toute suppuration implique l'idée d'un processus inflammatoire caractérisé par la présence de micro-organismes déterminant dans nos tissus des troubles destructifs qui constituent la lésion.

Dans les cas de suppuration pelvienne, comme ailleurs, la même étiologie peut être invoquée, et il s'agit pour nous d'expliquer à quelle occasion, par quel germe et par quelles voies, se fait cette infection.

En premier lieu, qu'il s'agisse d'inflammation des annexes ou du tissu péri-utérin, la septicémie puerpérale doit être suspectée. On peut même dire que dans la généralité des affections circum-utérines suppurées, c'est presque toujours le seul facteur d'infection.

Tout accouchement ou tout avortement, faits dans des conditions n'offrant pas toutes les garanties d'antisepsie rigoureuse, ouvrent la porte d'entrée à l'infection.

Les métrites post-abortum, la rétention du placenta occasionnent dans la cavité utérine, une inflammation où pullulent tous les agents de la septicémie et en particulier le streptocoque.

Comment va se conduire cette inflammation vis-à-vis des organes voisins? Presque toujours les annexes seront entraînées dans la phlegmasie, et alors cette métrite se compliquera de salpingite, d'ovarite et de bien d'autres lésions annexielles ou péri-utérines.

Cette inflammation a deux portes d'entrée dans le voisinage : la voie muqueuse, tubaire et la voie vasculaire, veineuse ou lymphatique.

La muqueuse tubaire se continue avec la muqueuse utérine, sans changer notablement de caractère, et celle-ci infectée transmet son infection de proche en proche, par la continuité des tissus, à la trompe, où elle pourra se localiser en évoluant avec lenteur.

Mais la muqueuse tubaire s'unit sur les bords de chacune des digitations frangées du pavillon, au péritoine; ces rapports réalisent la communication constante de la grande séreuse avec l'extérieur; et les infections péritonéales trouvent immédiatement leur explication dans ce fait. Le vaste conduit vulvo-vaginal, si exposé à toutes les contaminations, transmettra le germe morbide au péritoine.

Mais la voie muqueuse ne peut expliquer toute la pathogénie de ces suppurations pelviennes, et elle n'est pas toujours elle-même atteinte, alors que des organes plus loin placés sont malades.

Lucas-Championnière, en 1870 et 1875, s'est fait le défenseur de la théorie qui attribue à la lymphangite, la production des inflammations du petit bassin chez la femme. Nous ne reviendrons pas ici sur la description des lymphatiques, qui abondent dans cette région : contentons-nous de connaître l'existence, dans l'utérus comme dans tout le reste de l'appareil génital, de trois plans de lymphatiques : (*a*) le plan muqueux, (*b*) le plan ou réseau musculaire, (*c*) le plan ou réseau para-utérin, intimement unis entre eux.

On comprendra vite que l'infection se propagera rapidement dans ces réseaux, et on aura alors, l'explication de nombre d'inflammations. Que de fois, en effet, dans des cas d'ovarite aiguë, on a trouvé la trompe, voie muqueuse d'apport, saine. L'infection s'est faite autrement : les canaux lymphatiques qui abordent l'utérus par son bord adhérent, ont apporté au tissu ovarique les germes morbides qui lui ont été transmis par les canaux ayant puisé l'infection sur le plan muqueux de l'utérus. Que d'annexites aiguës ou subaiguës peuvent invoquer comme seule cause occasionnelle, une lymphangite du réseau para-utérin.

Les lésions chroniques, évoluant avec cette lenteur qui les fait quelquefois méconnaître, sont produites aussi par cette inflammation graduelle d'origine lymphatique.

La cause première réside dans peu de choses souvent : une petite écorchure du vagin chez une femme infectée, une déchirure du col chez une nouvelle accouchée, suffisent pour expliquer une infection rapide.

Le péritoine n'échappe pas à la phlegmasie et, par la richesse de son réseau lymphatique, il est exposé à être le siège de nombreux accidents : soit péritonite aiguë, soit péritonite le plus souvent congestive et adhésive, avec formation d'adhérences dans le cul-de-sac de Douglas.

En résumé, la lymphangite utérine et péri-utérine peut expliquer presque toutes les suppurations pelviennes, qu'elles siègent dans le tissu cellulaire, dans les trompes ou les ovaires, ou qu'elles intéressent le péritoine.

L'infection puerpérale qui peut être la cause de nombre d'inflammations n'est pas cependant la seule à produire ces accidents, et un autre facteur de contamination important, c'est le gonocoque.

Les accidents dus au gonocoque seront plus rapides en raison de l'affinité de ce microbe pour les muqueuses, et sa propagation à travers la trompe se fera avec un cortège de symptômes suraigus : le tissu muqueux et le parenchyme seront atteints rapidement de lésions suppuratives.

Le gonocoque n'occasionne pas forcément les perturbations annexielles dont nous parlons, l'infection du péritoine n'est pas une conséquence obligatoire de toute blennorrhagie de la femme et son action peut rester limitée au vagin et à l'utérus et ce n'est souvent qu'à la faveur d'un état morbide coexistant, qu'il détermine ses effets parce que sa virulence est exaltée. De là s'expliquent ces infections mixtes que l'on rencontre dans une foule d'états puerpéraux, où le gonocoque vient ajouter son action nocive à celle du streptocoque ; et, de l'action combinée de ces deux microbes résultent des infections d'une gravité exceptionnelle.

M. Doléris a résumé la pathogénie et l'étiologie de ces suppurations pelviennes dans un tableau que nous donnons en entier :

a) La propagation d'une infection de la muqueuse se fera d'autant plus rapidement, que le germe infectieux affectionnera les tissus épithéliaux : le gonocoque gagnera rapidement le péritoine par les trompes, grâce à son affinité pour l'élément épithélial cylindrique ;

b) L'infection au niveau d'un traumatisme profond, tel qu'une déchirure de la couche musculaire, qui aura mis des veinules ou des veines à découvert, pénétrera les vaisseaux veineux aussitôt qu'un caillot résistant ne leur fera plus obstacle.

c) La propagation à partir d'un traumatisme qui aura

mis à découvert à la fois des orifices lymphatiques et veineux sera mixte ; plus rapide et plus aisée cependant par la voie lymphatique, où n'existent pas des bouchons sanguins coagulés qui puissent le retarder.

D'autres causes nombreuses peuvent encore expliquer la pathogénie des suppurations pelviennes : les fièvres éruptives, les malformations de l'utérus, les abus de coït, la tuberculose, la syphilis, les explorations septiques de la cavité utérine et la malpropreté des voies génitales ; mais qu'il nous suffise de retenir que l'infection est en général ou d'origine puerpérale ou gonococcique ou mixte et que les voies d'apport sont la muqueuse tubaire, le système veineux et le système lymphatique utérin et péri-utérin.

N'oublions pas de mentionner que le coli-bacille peut aussi, dans les cas d'infection mixte, venir ajouter son action à celle du streptocoque.

APERÇU HISTORIQUE

Les procédés opératoires mutilateurs en gynécologie offrent parfois des désavantages qui, chez certaines personnes, deviennent des dangers. Une extirpation prématurée des ovaires ou bien l'ablation complète de tout l'appareil génital interne exerce chez presque toutes les femmes, et surtout chez les femmes jeunes, une influence nuisible contre laquelle il est nécessaire de réagir, par une thérapeutique plus conservatrice.

Si, en effet, on prive la femme de cet appareil génital qui lui est si nécessaire, et pour la fonction qui lui est dévolue dans l'espèce et pour le bon fonctionnement de tout l'organisme, on observera les symptômes alarmants de ce que Landau appelle la Cachexia oophoripriva; et, au lieu d'avoir recours à cette thérapeutique aveugle qui est basée sur les principes de Brown-Séquard, c'est-à-dire l'alimentation par du tissu ovarien ou utérin, il est plus sage et surtout plus humain, de s'adresser à une chirurgie raisonnable qui supprimera peu ou pas du tout, et qui n'escompte pas les effets d'une méthode médicamenteuse qui n'a donné encore que des résultats incertains.

Certes, il y a une place et même très grande dans la gynécologie pour la chirurgie *a maxima*, mais elle ne doit pas devenir outrancière et exclusive, comme certains le désirent. Il ne faut pas exagérer son rôle, et en gynécologie plus qu'en toute autre branche de la médecine, nous devons faire de la chirurgie du malade.

Il est dû devoir de tout chirurgien de faire son possible pour conserver tout, ou tout au moins une partie des ovaires et de l'utérus. Les procédés conservateurs ne manquent pas, et nous considérons que dans cet ordre d'idées, la colpotomie postérieure dans le traitement des suppurations pelviennes, a droit à sa place tout à côté de l'hystérectomie vaginale et de la laparotomie.

S'il est en gynécologie, une opération qui ait été vivement discutée depuis quelques années, c'est bien la colpotomie postérieure. Admise sans conteste, à une époque où l'antisepsie était inconnue, toutes les fois qu'il fallait ouvrir un abcès du petit bassin faisant une saillie notable dans un cul-de-sac du vagin, elle tomba presque dans l'oubli ou du moins elle fut reléguée tout à fait au second plan, le jour où la chirurgie, plus audacieuse, aidée de l'immortelle découverte de Lister, eut permis d'expérimenter d'autres méthodes de traitement des suppurations pelviennes.

C'est alors le triomphe de la laparotomie abdominale d'une part et de l'hystérectomie vaginale de l'autre ; et, dans l'ardeur de la lutte entre les partisans de chacun de ces procédés opératoires, on ne pense plus à l'incision du cul-de-sac postérieur, cette méthode dont on s'était contenté jusqu'alors, et qui, même sans le secours de l'antisepsie, avait donné des résultats si appréciables.

Mais il en fut des nouvelles opérations comme de tout ce qui est nouveau : il y eut des enthousiasmes faciles et des interventions exagérées, et chacun tomba dans ce défaut, commun à tout inventeur, de ne voir de véritable panacée que dans sa méthode à soi. On extirpa, de part et d'autre, pour grossir le bilan des statistiques : pour les laparotomistes, tout était justiciable de leur procédé; les hystérectomistes ne voyaient de salut pour les malades, que dans l'emploi de leur méthode. Les résultats ne furent pas toujours, hélas! conformes aux espérances que l'on fondait, et c'est à ce moment-là que certains chirurgiens, qui ne s'étaient pas laissés entraîner d'une façon irréfléchie dans la lutte, montrèrent que, dans beaucoup de cas, on aurait pu se contenter d'une opération plus simple : de la colpotomie postérieure.

Nous n'avons point l'intention de refaire ici un historique détaillé de l'incision du cul-de-sac postérieur; car nous croyons qu'elle a été exécutée de tous temps, mais d'une manière peu précise et sans indication bien nette.

Son existence réelle et vraiment intéressante pour nous ne date que de l'époque où Laroyenne de Lyon, Bouilly et Le Dentu la firent renaître de ses cendres plus brillante que jamais.

A Laroyenne revient tout l'honneur d'avoir religieusement conservé cette méthode, pendant la période où laparotomistes et hystérectomistes luttaient chacun pour le triomphe de leur cause, et de nous l'avoir rendue, armée d'une technique plus raisonnée, d'une instrumentation plus sûre et avec des indications nettement formulées.

Ce fut à partir de ce moment-là, en 1886, comme une ère nouvelle pour la colpotomie postérieure. Les chirurgiens, encouragés par l'exemple de noms autorisés comme ceux de Bouilly et de Le Dentu, commencent à prêter l'attention à cette méthode qui n'avait qu'un tort : n'être pas assez compliquée.

Laroyenne a fait école, et ses élèves Blanc et Goullioud se font les chauds défenseurs des idées de leur maître

Les succès nombreux qu'obtenait le brillant chirurgien de Lyon, plaidèrent en faveur de la colpotomie postérieure. M. Bouilly, dans le Bulletin de la Société de Chirurgie du 2 juillet 1890, consacre dans le monde chirurgical la valeur de cette vieille méthode remise en honneur, et, tout en rendant hommage à Laroyenne, il fait la critique de son procédé qu'il croit susceptible de perfectionnements : il pose nettement les indications, le mode opératoire et l'outillage peu compliqué que l'incision du cul-de-sac postérieur nécessite.

Un mouvement vite accru se crée pour le triomphe de la méthode : M. le professeur Le Dentu émet des conclusions qui sont presque identiques à celles de Bouilly : ainsi après avoir établi un parallèle entre l'incision vaginale d'une part, et la laparotomie et l'hystérectomie d'une autre dans le traitement de certaines suppurations pelviennes, il n'hésite pas à donner l'avantage à la première. — Beaucoup de chirurgiens, laparotomistes ou hystérectomistes, commencent à admettre que l'opération eût certainement réussi là où ils ont cru devoir faire des interventions souvent plus graves ou plus dangereuses.

Mais M. Bouilly voulait le triomphe définitif de cette méthode, dont plus que tout autre il a été le grand vulgarisateur, et, au congrès de Genève en 1896, il fit sur le traitement des suppurations pelviennes, une communication d'une grande importance à la discussion de laquelle prirent part nombre de gynécologues et, non des moins autorisés. De ce jour, la colpotomie postérieure a sa place au foyer de la gynécologie opératoire à côté des deux autres grandes méthodes : la laparotomie abdominale et l'hystérectomie vaginale.

Actuellement presque tous les chirurgiens l'admettent

comme procédé opératoire précieux et si on le discute encore ce n'est guère que dans des questions de détail.

Certains sont plus enthousiastes et trouvent ses indications opératoires assez vastes : MM. Bouilly, Monod, Berger, Tuffier, Routier, Picqué. D'autres font encore des restrictions et n'admettent l'incision du cul-de-sac postérieur que dans certains cas déterminés, rares cependant : MM. Richelot, Quénu, Ricard, Hartmann, Pozzi.

Tous cependant savent lui reconnaître des avantages et les rapports du Congrès de Genève sont favorables, dans une certaine mesure, à la méthode et attestent de son utilité. Les adversaires de la première heure, les hystérectomistes les plus endurcis, les laparotomistes les plus convaincus lui font quelques concessions, lui accordent une réelle valeur en certaines circonstances et actuellement la colpotomie postérieure est universellement reconnue comme une opération indispensable dans des cas que nous étudierons, indiquée dans une foule de suppurations pelviennes où, il y a quelques années, on n'hésitait pas à donner la préférence à d'autres méthodes peut-être plus dangereuses et présentant souvent moins de garanties de succès.

Mais ce courant favorable s'étend rapidement en France et à l'étranger. Mangin à Marseille, Adenot, Vincent à Lyon, Abbots, Haggard, Dudley Palmers, Henrotin, Mundé, en Amérique et en Angleterre, apportent chaque jour des faits nouveaux qui affermissent l'édifice sur lequel est déjà assise solidement la colpotomie postérieure.

En Belgique, Jacobs, Henrotay et Rouflaert ; en Allemagne, Landau, Mainzer, Saenger, Léopold de Dresde ; Dœderlein de Munich ; Duhrssen de Berlin ; en Russie, Lwoff et Scheloumoff viennent grossir de leurs observations, le nombre des faits qui servent au triomphe de la méthode.

De jour en jour, les indications de l'incision vaginale postérieure se précisent davantage. Son rôle s'étend et son champ opératoire devient plus vaste. La communication de M. Monod, à la Société de chirurgie, le 4 mai 1898, atteste de la part énorme que ce chirurgien lui accorde dans les cas de salpingo-ovarites, et la discussion qui a suivi démontre assez l'intérêt toujours nouveau que la colpotomie postérieure suscite.

Nous sommes de l'avis de notre maître, M. Picqué, qui croit que la colpotomie postérieure n'a pas dit son dernier mot et que la faveur qu'on lui accorde ne fera que s'accroître au fur et à mesure que l'expérimentation en aura précisé les indications et démontré la réelle valeur.

DE LA TECHNIQUE OPÉRATOIRE

Nous n'allons pas, ici, entrer dans la discussion de tous les procédés qu'emploient les chirurgiens pour pratiquer la colpotomie postérieure et, sans chercher si telle ou telle technique est la bonne, nous allons exposer celle dont se sert M. Picqué, et qui ne lui a jamais causé ni insuccès, ni ennuis.

Le manuel opératoire de la colpotomie postérieure est des plus simples. Il présente cependant certaines particularités, qui nécessitent une description assez détaillée.

La femme malade ayant été endormie, et le vagin ayant été préalablement nettoyé, lavé et brossé antiseptiquement, on place une pince tire-balles sur la lèvre postérieure du col que l'on attire en bas et en avant, et on confie cette pince à un aide. L'opérateur place alors une valve postérieure courte et large dans le vagin, et la donne à tenir à l'aide qui a déjà en main la pince et qui se trouve placé en dehors de la cuisse de la malade.

L'opérateur sent alors la tuméfaction, qui fait saillie dans le cul-de-sac postérieur, qui devient très accessible et qui est visible pour tous les assistants. Prenant alors le bistouri, il incise transversalement la paroi postérieure du vagin au niveau du cul-de-sac, et il a soin dans son incision qui doit être aussi étendue que possible, 2 centimètres, 3 centimètres, et même plus s'il le peut, tout en restant sur la paroi postérieure, il incise, disons-nous, le vagin simplement et dans un premier temps. Il libère avec l'extrémité du doigt les lèvres supérieure et inférieure de la plaie vaginale, et, à ce moment, il a le choix entre deux instruments pour ouvrir la collection purulente : 1° le bistouri qui est mené dans la plaie vaginale de son extrémité droite à son extrémité gauche, et qui fait à la poche une ouverture de longueur égale à celle qu'il a déjà faite à la paroi vaginale.

Il s'agit, dans ce cas, de faire une ouverture large, bien perméable et qui est exposée le moins possible, à se rétrécir dans les jours qui suivront l'opération.

Le second instrument que l'on peut employer est la pince de Lister. Nous avons entendu maintes fois notre maître, M. Picqué, la recommander aux jeunes, qui sont ainsi moins exposés à faire une ouverture déviée et non parallèle à l'incision vaginale. Avec la pince de Lister, on ponctionne la tuméfaction au milieu de l'incision vaginale, on écarte les branches, le bec de la pince s'ouvre et cet écartement des becs s'arrête aux limites de l'incision vaginale.

Le pus écoulé, il est prudent, après en avoir prélevé avec une pipette, pour en faire l'examen bactériologique, de ne pas faire immédiatement de lavages dans la poche, de faire ce lavage, simplement vaginal. Si l'on voulait faire une injection dans la poche, il faudrait qu'elle soit conduite très prudemment et sous une pression aussi faible que possible pour ne pas s'exposer à rompre des adhérences.

Il s'agit alors de faire le pansement : deux méthodes encore ici sont en présence : le drainage de la cavité par une mèche conduite prudemment et qui ne bourre pas la poche, ou l'introduction dans la poche d'un drain de la grosseur du petit doigt à l'extrémité postérieure duquel on a fixé un drain de même calibre, de façon à simuler une croix. Les trois branches sont conduites par une pince dans la poche, y sont abandonnées; les deux branches transversales, en se rabattant, viennent s'accoler à la face interne de la poche et servent de point d'arrêt pour le tube; on fait alors un pansement ordinaire vaginal, qui est enlevé au bout de 36 à 48 heures.

Il est nécessaire alors, de faire les jours suivants une injection vaginale après avoir retiré le pansement, de faire dans le drain et par son intermédiaire une injection dans la poche. Ces lavages doivent être réitérés avec des solutions antiseptiques ou désinfectantes. M. Picqué a recours à une solution de permanganate de potasse au 4/1000 qui lui donne d'excellents résultats. Ces lavages doivent être faits deux fois par jour et poursuivis aussi longtemps que dure l'écoulement de liquide. Une antisepsie rigoureuse de la vulve et du vagin est nécessaire pour éviter les infections surajoutées ou secondaires.

Il ne faudra retirer le drain, que lorsque la cavité n'existe plus, qu'il ne s'écoule plus de pus, quoique la béance de l'incision vaginale soit demeurée permanente. C'est à ces conditions, et à ces conditions seules, que l'on doit des succès opératoires.

Comment se fait la guérison? Nous ne le savons pas; et nous nous contentons de nous baser sur les faits de la pratique pour savoir qu'elle est possible et réelle.

GÉNÉRALITÉS

L'incision du cul-de-sac postérieur est avant tout une opération nécessaire, chaque fois que l'on se trouve en présence d'un abcès chaud du tissu cellulaire de la cavité pelvienne. Ici, point n'est besoin de discuter l'opportunité de l'intervention et nous nous trouvons en présence d'un problème de pathologie générale, qui demande à ce qu'un abcès soit ouvert, dès qu'il devient, par ses proportions et sa marche, gênant et dangereux. Que de fois, dans la pratique de cette conduite sage et rationnelle, arrête-t-on le processus d'une inflammation suppurée dont les lésions destructives ne sont pas encore entièrement constituées. C'est faute de suivre ces principes, que l'on est obligé, lorsque la lésion a été reconnue incurable, d'intervenir, alors qu'il est trop tard, par une opération plus radicale, la laparotomie ou l'hystérectomie. Mais encore, avant d'en être réduit à cette extrémité, faut-il assurer son diagnostic d'une façon ferme et absolue de crainte de faire perdre à la malade le bénéfice d'un organe, qui peut lui être encore d'une grande utilité dans le cours de sa vie génésique.

M. Segond montre lui-même, qu'un exclusivisme de parti-pris est audacieux et il pose nettement les conditions dans lesquelles on devra faire l'intervention radicale, ou non : il est bien entendu, dit-il, que dans le traitement des suppurations pelviennes les interventions graves comme la laparotomie et l'hystérectomie seront toujours scrupuleusement réservées aux femmes chez lesquelles il est manifestement impossible de se contenter d'une chirurgie plus conservatrice, soit qu'on ait conscience d'en avoir épuisé les ressources, soit que l'urgence du cas particulier défende toute temporisation. »

Cette idée du conservatisme que défend M. Segond, est admise par tous les chirurgiens, mais par chacun à des degrés divers. Les uns limitent l'indication de la colpotomie postérieure aux cas les plus simples, d'autres, et nous sommes nettement de ceux-là, trouvent que le champ opératoire de la colpotomie postérieure, doit être beaucoup plus étendu, et que l'on obtient des résultats admirables dans les cas où, laparotomistes et hystérectomistes ne lui accordent aucune valeur.

Mais nous voulons avant tout, nous défendre du reproche d'exclusivisme, et nous affirmons, que tous les cas d'un même état morbide ne sont pas justiciables de notre opération. C'est au clinicien de juger les circonstances dans lesquelles il serait en droit d'appliquer telle ou telle méthode, et ce que nous voulons prouver, c'est que dans la généralité des cas de suppurations pelviennes, la colpotomie postérieure peut efficacement avoir ses indications.

DE LA VALEUR DE LA COLPOTOMIE POSTÉRIEURE DANS LE CAS DE PHLEGMON PÉRI-UTÉRIN

Le phlegmon péri-utérin, que ce soit le simple abcès cellulaire compris entre l'aponévrose pelvienne et le péritoine, en un point quelconque de cet espace, ou, la paramétrite limitée à la gaine des vaisseaux hypogastriques, ou, le phlegmon du ligament long avec ses fusées nombreuses dans toutes les directions, n'est en général que la complication d'un accouchement récent.

Il est caractérisé, au palper, par la présence d'une tuméfaction développée sur le bord de l'utérus, avec lequel il se confond, élargissant la base du ligament large faisant saillie dans le cul-de-sac vaginal latéral, ou bien situé plus haut, éloigné de l'utérus, ayant tendance à se rapprocher de la paroi sus-inguinale. Le cul-de-sac péritonéal dans ces deux cas est intact.

La malade se plaint d'une douleur continue et lancinante, siégeant dans la fosse iliaque du côté malade. La fièvre qui a, en général, brusquement débuté, évolue entre 39° et 40°, est très vive, entrecoupée de frissons et à exaspération vespérale. Le pouls est plein, régulier, mais la faiblesse est extrême.

Quelle est notre conduite à suivre dans ce cas-là ? Il nous semble, et en cela nous sommes de l'avis de tous, qu'il s'agit d'aller au plus pressé. Bien fixer la position de l'abcès, faire un débridement large dans le cul-de-sac postérieur, et presque immédiatement se produira la cessation des symptômes et la malade éprouvera un soulagement subit. L'opération a été simple, la poche qui bombait sous notre doigt a été très facilement atteinte et excisée, et ce flot de pus qui entretenait la septicémie s'est écoulé ; un bon drainage complète l'opération et peu de jours ne se passent que la malade ne soit tout à fait remise.

L'opération était ici nettement d'urgence, de nécessité. En effet, que fut-il advenu si l'on avait temporisé, si l'on eût espéré la sédation des symptômes, pour intervenir ultérieurement. Ces abcès, qui ont une marche envahissante rapide, due à la virulence du microbe, que ce soit le streptocoque, seul ou associé au gonocoque, vont s'étendre le plus possible : nous aurons les prolongements de la paramétrite, dans les régions où le parametrium se continue : le prolongement iliaque et crural antérieur, le prolongement fessier par l'échancrure sciatique, le prolongement crural interne par la gaine des vaisseaux hypogastriques et iliaques internes ; le prolongement ischio rectal à travers le plancher pelvien ; les prolongements viscéraux (ce sont les plus fréquents) : ouverture dans le rectum, le vagin, voire même l'utérus. Les lésions des tissus sont plus considérables, et la réparation ne se fait, lorsque l'abcès s'est vidé dans ces cavités naturelles, qu'au prix de fistules dont on conçoit tous les inconvénients. Un état infectieux continuel se maintiendra dans cette poche purulente, soit par le passage de microorganismes d'une métrite concomitante, soit par le passage de matières fécales.

Donc, dans ces cas d'infection aiguë, il faut agir comme

si l'on avait affaire à un simple furoncle, à un phlegmon du tissu sous-cutané : ouvrir largement, assurer l'antisepsie, et la guérison sera rapide. Même dans les phlegmons du ligament large, où le pus peut fuser par en haut, jusqu'aux reins et au diaphragme, la conduite à suivre est la même ; l'écoulement du pus se fera en vertu des lois de la pesanteur, et un lavage et un drainage assurent parfaitement la *restitutio ad integrum*.

Mais cet abcès péri-utérin ne se manifeste pas toujours avec cette rapidité et cette intensité de symptômes. La fièvre ne procède que par poussées rares, peu intenses et irrégulières ; les douleurs sont vagues, et la malade croit qu'il n'est point nécessaire, pour ces troubles vagues, de consulter un chirurgien. Un traitement purement médical sera institué et la maladie, quelquefois, cèdera ou bien restera latente. A ce moment-là, l'examen local ne nous donne point cette sensation de tuméfaction si nette dans l'abcès aigu. Tout au plus sent-on une résistance ligneuse dans cet endroit où la femme accuse des douleurs vagues et rares. Le doigt expérimenté ne se méprend pas sur la nature de ce gâteau inflammatoire, et il arrive à percevoir certaines parties plus ramollies qui dénotent l'existence d'une ancienne cavité fort probablement remplie de pus. Nous croyons dans ce cas-là qu'il est utile de faire un débridement dans cette masse empâtée, car ce pus que nous évacuerons est un pus stérile.

Nous avons eu l'occasion d'observer quelques cas où l'incision du cul-de-sac postérieur fut faite pour cette paramétrite chronique ; l'opération fut d'une bénignité remarquable, et notre ami, le docteur Macé, qui avait été chargé par M. Picqué, de faire l'analyse bactériologique du pus qui s'était écoulé, nous a montré des préparations et des ensemencements qui avaient donné un résultat négatif.

Du reste cette question de la septicité du pus est de la première importance : en effet, si nous laissons cette inflammation, latente, il arrivera un jour que sous l'influence d'un traumatisme ou d'une cause occasionnelle quelconque, la suppuration, qui était enkystée dans un petit abcès, apparait avec tous les symptômes qui accompagnent l'infection aiguë. Que faudra-t-il faire alors ? nous venons de voir ce qu'il eût fallu faire. Actuellement notre conduite sera identique à celle que nous tenons dans le cas d'abcès aigu. Le tissu d'induration se résorbera peu à peu, la guérison sera possible, mais lente, parce que nous avons laissé la lésion se former davantage. En outre nous aurons plus de crainte, car nous avons donné le temps au pus qui était inclus dans cette loge, d'exalter sa virulence.

Donc on voit que l'abcès chronique, cette paramétrite phlegmoneuse à sa période inflammatoire pure, est justiciable de la colpotomie postérieure, aussi bien que la suppuration pelvienne aiguë.

Ce mode de traitement de la pelvi-cellulite, a recueilli l'adhésion de presque tous les chirurgiens, et si la colpotomie, dans la généralité des cas, est une opération de choix, nous ne croyons pas cependant qu'elle puisse s'appliquer à toutes les suppurations siégeant dans le tissu cellulaire circum-utérin.

M. Picqué, pratique la colpotomie postérieure dans tous les cas d'inflammation aiguë et à marche rapide. Ces véritables phlegmasies péri-utérines aiguës que l'on observe à tous les âges de la vie (il est inutile de rappeler ici que la femme peut s'infecter de plusieurs sortes) sont toutes justiciables de la colpotomie postérieure.

Mais l'intervention dans les cas de pelvi-cellulite, a des limites qu'il est souvent besoin de ne pas dépasser et M Picqué précise dans quelles circonstances, l'abcès du tissu cellulaire pelvien a des chances d'être traité avec succès, par l'incision vaginale.

Toutes les fois que la collection est bas placée et bombe dans le vagin, l'indication de la colpotomie postérieure se pose, et malgré l'opinion de M. Quénu qui ne peut admettre la curabilité absolue des lésions par ce procédé, nous pensons, en nous basant sur les résultats obtenus, que l'incision du cul-de-sac postérieur dans ces cas-là se pose en opération de choix. Nous sommes de l'avis de M. Picqué et de bien d'autres chirurgiens qui en font une opération curative et non une opération de passage.

Mais toutes les collections purulentes ne sont pas aussi nettement attaquables par le bistouri et l'on peut se trouver en présence d'une poche haut placée dans le tissu cellulaire pelvien. Nous croyons encore à la possibilité de faire la colpotomie postérieure, mais dans le cas seul, où cette poche purulente haut placée, sera mobile et indépendante de connexions avec l'utérus. Mais, lorsqu'elle sera perdue au milieu d'un tissu inflammatoire très étendu, qu'elle sera divisée en une multiplicité de loges par des bandes adhérentielles, il vaut mieux agir d'une façon plus radicale.

L'unilatéralité de la poche est toujours pour M. Picqué une indication formelle.

Dès 1890, M. Le Dentu dit que la condition qui rend possible la ponction ou l'incision des collections pelviennes, c'est leur adhérence à la paroi abdominale et aux culs-de-sac du vagin, à plus forte raison, si l'abcès pointe sensiblement vers une de ces régions, l'intervention sera d'une facilité remarquable. Si, au contraire, il n'est pas en contact immédiat avec les culs-de-sac vaginaux, il faut vraiment aller à sa recherche, en décollant la muqueuse vaginale autour du col, et débrider largement les tissus par déchirure, de manière à rendre possible l'introduction de deux ou trois doigts dans le foyer ; mais pour permettre cette recherche, il faudra qu'on ait pu non seulement établir l'existence de l'abcès, mais aussi son siège précis, ce qui n'est pas toujours facile : ainsi nous voyons le professeur Le Dentu ne pas trouver de contre-indication à la colpotomie postérieure dans le cas de poche élevée : nous verrons dans un chapitre spécial que cette objection peut être discutée.

M. Segond trouve les indications de la colpotomie fort nettes dans certains cas particuliers, et lorsqu'on se trouve, par exemple, en présence d'une collection purulente qui s'est d'elle-même rapprochée d'un point accessible, c'est-à-dire de la paroi abdominale ou des culs-de-sac vaginaux, il est clair qu'il n'y a pas à discuter le choix de l'intervention. Il faut d'abord inciser et drainer, quitte à agir plus tard sur la lésion causale, s'il y a lieu. On voit que M. Segond, s'il n'est pas un adversaire absolu de l'incision du cul-de-sac postérieur, ne l'admet qu'avec certaines restrictions : il pense que l'intervention sera toujours insuffisante, et que tant que la cause persistera, l'effet lui aussi persistera.

M. Monod, qui devait spécifier de la valeur de la méthode dans les salpingites ou les salpingo-ovarites suppurées, est tout naturellement un adepte très large de l'efficacité de la colpotomie dans les cas de phlegmon des ligaments larges et de pelvi-cellulite.

Il n'y a pas jusqu'aux détracteurs du procédé opératoire qui n'aient, à un moment donné, accepté son rôle. M. Terrier, qui, au début, la reléguait tout à fait au second rang et semblait peu disposé à admettre les résultats acquis, dit que deux fois avec Hartmann, en présence de foyers facilement accessibles par le vagin, il a eu recours à la simple incision vaginale de la collection, qui a suffi pour assurer à ses malades une suppression complète des douleurs, persistant encore après 18 mois écoulés. Peut-être, ajoute-t-il, aurions-nous pu y recourir dans un nombre de cas un peu plus grand ; la persistance du maintien de la guérison nous engage à le faire dans l'avenir.

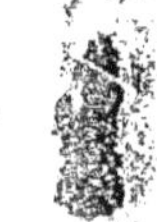

Pour M. Richelot, la colpotomie est, dans certains cas, l'intervention la meilleure, et peut être suivie d'un plein succès. Elle est indiquée, surtout dans les cas de suppuration aiguë et récente, et cela parce qu'elle ouvre un foyer de cellulite pelvienne, faisant une saillie bien nette au niveau du cul-de-sac vaginal, foyer simple et de guérison facile. Lorsque la tumeur est nettement fluctuante et que la malade est dans un état de fièvre avec exaspération et douleurs, lorsque la collection est basse, facile à explorer et à atteindre avec le bistouri, lorsque le phlegmon du ligament large fait nettement saillie sur la partie latérale du vagin, l'incision vaginale trouve ses indications.

Nous n'aurions garde d'oublier l'opinion de M. Bouilly, car c'est lui qui, un des premiers, a nettement formulé les indications de la colpotomie postérieure : « elle est le traitement de choix dans les abcès du tissu cellulaire pelvien, de la gaine hypogastrique ou dans les collections du ligament large dont le relief se prononce surtout vers la face postérieure; par le toucher et le palper combinés, il est facile de déterminer un point saillant, ramolli et fluctuant, qui impose le siège de l'incision : « elle est indiquée lorsqu'il y a des poches unilatérales, à parois minces, facilement fluctuantes, bien situées sur les côtés de l'utérus ou ayant manifestement leur siège dans la cavité d'une trompe ou dans le tissu de l'ovaire, pouvant être amenées par la pression hypogastrique au contact de la paroi vaginale. Il est indispensable que la collection purulente, puisse être nettement appréciée par le palper et le toucher combinés, et puisse être amenée au contact du doigt vaginal. En outre, une exploration minutieuse dans la recherche de la fluctuation doit faire constater que celle-ci est facilement perçue quel que soit le point déprimé. Par conséquent on doit obtenir la notion que la collection est bien faite, qu'elle est unique et qu'elle n'est pas cloisonnée. Le même examen doit faire constater que la poche est régulière, qu'elle est uniformément ramollie, qu'elle ne se compose pas de parties alternativement dures et molles comme dans la plupart des salpingo-ovarites. »

Les conclusions de MM. Laroyenne, Blanc et Goullioud se rapprochent sensiblement de celles des autres partisans du procédé opératoire et on voit même Laroyenne ne pas hésiter à aller avec son trocart ouvrir des poches purulentes haut placées. Cette façon d'agir qui, dans ses mains spécialement expérimentées, ne lui a fourni presque que des succès, nous paraît dangereuse, en raison de la manœuvre aveugle qu'elle est.

Mangin de Marseille, qui l'un des premiers a pratiqué

la colpotomie postérieure, et qui sans cesse a lutté pour la faire accepter, dit que la voie vaginale permet d'atteindre toutes les collections inflammatoires non énucléables : les véritables abcès péri-utérins, qu'ils aient pour siège le ligament large, le tissu cellulaire recto-vésical : elle permet aussi une ouverture large dans la partie la plus déclive, l'évacuation facile du pus

Tout récemment des travaux ont été publiés sur cette question : M. le professeur Berger, dans la thèse de Sassi, qu'il a inspirée, se montre partisan de la colpotomie postérieure dans des cas de paramétrite et de phlegmon du ligament large.

De même, M. Tuffier a exprimé ses opinions dans l'excellente thèse de son élève Rodriguez, et l'on voit qu'il se déclare toujours prêt à faire à l'incision du cul-de-sac postérieur la plus large part possible.

Pour M. Pozzi ce sont des cas bien spéciaux qui la dictent : lorsqu'on est au début des accidents infectieux, quand la fièvre est élevée, ou bien lorsque l'on aurait chez une femme cachectisée une énorme suppuration péri-utérine bien accessible par le vagin Mais ce n'est là qu'une opération de nécessité, qui n'exclut pas une intervention radicale ultérieure.

La littérature médicale étrangère offre encore quelques observations en faveur de la colpotomie postérieure et nous avons dans *The American gynæcological and obstetrical Journal* de 1897, un rapport du Dr Amos W. Abbott sur trente cas d'inflammation pelvienne opérés par l'incision vaginale et le drainage.

W. D. Haggard préconise l'incision du cul-de sac postérieur toutes les fois que l'on se trouve en présence d'une tumeur saillante accompagnée de symptômes d'infection.

Il nous serait facile, croyons-nous, de trouver d'autres cas très probants : la quantité ne prouverait rien et nous croyons, avec notre maître, M. Picqué, qu'il suffirait d'une seule observation de guérison pour justifier l'utilité de la colpotomie.

DE LA VALEUR DE LA COLPOTOMIE DANS LE CAS DE SALPINGO-OVARITES

Le choix de l'intervention dans les cas le salpingo-ovarites demande une connaissance sûre, et un diagnostic autant que possible exact, du siège, de l'étendue et de l'ancienneté de la lésion. Les suppurations de la trompe et de l'ovaire se présentent sous une foule d'aspects cliniques, qui rendent délicate la conduite à suivre.

Posons tout d'abord ce principe que l'unilatéralité de l'affection sera une indication nette à la colpotomie postérieure, quoique l'on ait pu obtenir des résultats durables, dans des cas où les lésions étaient manifestement bilatérales. Mais ce ne sont là que des exceptions assez rares.

Quelquefois la trompe affectera la forme d'un cordon noueux, bosselé, gros comme un crayon ou un doigt, contenant dans sa cavité rétrécie et tuméfiée quelques gouttes de pus ; ou bien, l'on pourra sentir à la région des franges, une petite collection circonscrite en dehors par des adhérences et des fausses membranes. Nous serons là, en présence d'une salpingite parenchymateuse suppurée dont la connaissance n'est pas toujours facile, tant elle est peu appréciable au toucher et au palper combinés. Cette suppuration peut suivre une marche lente et s'enkyster : l'on constate alors un épaississement des tissus autour de la tuméfaction et une immobilité due à cette sclérose. L'évolution latente de cette inflammation nous la fera méconnaître, et lorsque sous l'influence de circonstances spéciales, elle se manifestera par un ensemble de symptômes graves, il sera trop tard pour faire une opération bénigne comme une colpotomie : l'altération des organes sera trop avancée, pour conserver encore quelque espoir de sauver ces organes.

Mais les affections tubaires ou ovariques n'affectent que rarement cette forme. Le processus infectieux est plus rapide et plus envahissant. On peut trouver dans le cul-de-sac postéro-latéral, plus rarement dans le cul-de-sac postérieur seul, ou sur le bord latéral de l'utérus, une masse de la grosseur d'un œuf ou d'une orange, fluctuante, à contour lisse et uni, variable de siège suivant sa nature : c'est le pyo-salpinx qui s'accompagne presque toujours d'ovarite suppurée. C'est dans ce cas qu'il ne faut décider d'opération sans s'être assuré d'un diagnostic, sinon absolu, du moins probable, car la lésion n'est pas toujours unilatérale, et, dans les cas de bilatéralité, nous aurons fait avec l'incision du cul-de-sac postérieur une opération insuffisante. Ce pyo-salpinx peut acquérir, grâce à une évolution rapidement envahissante, des proportions telles, que le diagnostic s'impose, surtout en présence des symptômes qui l'accompagnent.

L'abdomen est en saillie dans la fosse iliaque correspondant au côté malade ; la fluctuation est nettement perçue par le palper, sans qu'il soit nécessaire de recourir au toucher combiné. L'on perçoit dans le vagin une grosse tumeur saillant sous le doigt, inégale, bosselée et offrant des points durs et douloureux.

La douleur, que le début soit aigu ou à évolution insidieuse, est d'habitude le symptôme dominant qui nous mettra sur le chemin de la probabilité du diagnostic ; elle affecte le caractère de crises pseudo-névralgiques siégeant dans la région des annexes et à la région lombaire, irradiant de là dans le creux épigastrique et les membres inférieurs. Souvent ces douleurs, térébrantes et lancinantes, prennent une allure si spéciale qu'on leur a donné le nom de *coliques salpingiennes.*

La menstruation est presque toujours troublée, et ces troubles se manifestent sous les formes les plus diverses: tantôt ce sont des ménorrhagies d'une fréquence et d'une abondance qui affaiblissent rapidement la malade ; tantôt c'est une irrégularité dans les retours menstruels, telle que les malades resteront des espaces de temps très longs sans règles, ou bien seront incommodées par leur fréquence exagérée.

D'autres symptômes de cause générale viennent grossir ce tableau : les états gastralgiques les plus bizarres, les inappétences, la dyspepsie, les vomissements et la neurasthénie.

L'examen local n'est pas toujours facile, à cause justement de la douleur qui est toujours si pénible, et qui est encore exaspérée par le toucher: on est le plus souvent réduit à faire l'examen sous chloroforme. On sent alors, au palper et au toucher combinés, une tuméfaction mal limitée, dans laquelle on ne peut pas toujours exactement distinguer l'ovaire de la trompe et l'on ne peut guère se guider que sur les bosselures que l'on perçoit, pour admettre la participation de ces deux organes à la phlegmasie. L'interrogatoire de la malade nous sera d'une grande utilité, car il nous aidera à reconstituer l'existence antérieure d'une infection puerpérale, d'une métrite blennorrhagique qui nous mettrait immédiatement sur la voie du diagnostic et sur les indications opératoires que nous pouvons en tirer.

La suppuration dans la salpingo-ovarite peut se présenter sous une autre forme assez commune ; deux foyers purulents absolument séparés l'un de l'autre peuvent coexister : Un foyer développé à l'intérieur des organes, et l'autre, péri-salpingite ou péri-ovarite, développé dans l'intimité du tissu cellulaire qui entoure la trompe et l'ovaire ou dans le péritoine adjacent.

Ainsi nous venons de voir combien le cadre des infections tubaires et ovariques est vaste, et devant cette multiplicité des lésions, devons-nous admettre une intervention spéciale pour chaque cas spécial.

Nous croyons que c'est à la clinique de déterminer dans quelles circonstances, telle ou telle opération aura ses indications et nous ne voulons pas et nous ne pouvons pas, formuler de règles absolues pour chaque cas. Mais ici, comme dans toute suppuration pelvienne de quelque nature qu'elle soit, le choix de l'intervention doit être basé sur l'état et le siège de la lésion.

Nous condamnons de prime abord la colpotomie dans les cas de bilatéralité des lésions.

Mais nous n'aurons pas toujours pu faire le diagnostic de collection double, et, l'incision du cul-de-sac postérieur déjà faite, nous nous trouvons en présence ou bien d'une tumeur franchement ramollie et fluctuante d'un côté, tandis que de l'autre côté, l'on a une tumeur encore résistante et ferme ; ou bien, d'une lésion située haut et au niveau des cornes utérines d'un côté, tandis que l'autre est plongée dans le cul-de-sac postérieur. ou déforme le cul-de-sac latéral : pyo-salpinx collecté d'un côté, salpingite en voie de développement du côté opposé.

Nous aurons fait une opération exploratrice, sans aucun inconvénient, qui nous guidera dans la conduite à suivre, et nous déciderons, par ce que nous avons senti, s'il y a lieu d'intervenir radicalement tout de suite, bien que M. Bouilly et nombre d'autres chirurgiens aient obtenu des cas de guérison dans ces cas.

L'altération profonde de la trompe et de l'ovaire, nous semble une contre-indication sérieuse à la colpotomie postérieure et il serait dangereux de vouloir conserver des organes si profondément atteints.

Mais, dans les petites salpingites parenchymateuses suppurées, dans les petits ou moyens pyo-salpinx et même dans ces grosses collections ovariennes et tubaires qui ne semblent justiciables que d'une intervention radicale, la colpotomie est une opération de réelle valeur.

Que dans ces cas de pyo-salpinx nous ayons décidé de nous en tenir uniquement à la colpotomie postérieure, nous ne pouvons l'affirmer. Nous n'avions, tout d'abord, la prétention que de faire une opération palliative et devant le maintien d'un état général satisfaisant, nous croyons toute intervention inutile pour le moment et peut-être pour toujours.

Nos idées sur ce point, basées sur des observations de malades, sont à peu près identiques à celles que M. Monod a émises tout récemment : la colpotomie postérieure constitue une ressource utile dans les ovaro-salpingites suppurées unilatérales. Ces lésions suppurées des annexes, dit-il, qui sont souvent accompagnées d'une lésion circonscrite du péritoine voisin, occasionnent le plus souvent un épanchement suppuré, quelquefois séreux Cet épanchement qui se présente le premier sous le bistouri sera le premier évacué. Mais il ne faut pas se contenter de cette seule incision. Le doigt introduit dans cette boutonnière devra aller à la recherche du foyer annexiel, de cette cause de suppuration, sans doute plus profondément situé. Lorsqu'on aura découvert ce foyer, ce qui n'est pas toujours facile, il faudra l'inciser, le vider, le drainer.

Cette conduite est celle de notre maître M. Picqué, mais à côté de ce cas, il en existe d'autres où la lésion n'a que peu atteint la trompe, et M. Picqué insiste sur ce fait que dans les cas de péri-métro-salpingites, où les guérisons sont fréquentes, la trompe n'est pas trop infectée et toute la lésion est tout autour de la trompe qui a servi de véhicule, et en somme elle n'a participé à l'inflammation que secondairement.

Il est assez naturel d'escompter, dans ces cas de phlegmasie aiguë, une guérison presque certaine, car l'altération tubaire n'en est pas encore arrivée à ce point de destruction, qui ne laisse espérer une issue heureuse.

Un insuccès que cite M. Monod nous semble venir à l'appui de ces idées : chez une jeune femme, opérée en son absence d'une collection pelvienne gauche par la colpotomie, on avait senti à travers la boutonnière vaginale une masse salpingienne sous-jacente que l'on avait respectée. L'état général s'améliore, mais au bout de quelque temps, il observe, du côté droit, une tuméfaction, alors que le côté opéré avait à peu près repris sa souplesse. Devant cette bilatéralité de l'affection, on fait une laparotomie : La trompe gauche contient de petits foyers purulents et à droite la trompe est épaissie, enflammée, non suppurée. Nous sommes persuadé que M. Monod eût, lors de la première intervention, incisé et drainé cette trompe qui n'avait peut-être pas encore de foyers purulents et qui eût pu facilement guérir. On eût ainsi évité de faire perdre à la femme le bénéfice de ses organes génitaux.

En effet, pour M. Picqué, chez les malades ayant deux suppurations, l'une siégeant dans la trompe, l'autre dans le tissu cellulaire, la guérison est possible, à moins que les lésions ne soient trop avancées et que la destruction des tissus n'ait été trop rapide par le fait d'une virulence exagérée de l'agent infectieux. Ainsi, chez une malade (Observation VIII), qui était en pleine période de périmétro-salpingite, occasionnée par une blennorrhagie toute récente, l'infection s'était généralisée avec une telle rapidité que trompes, ovaires, tissu cellulaire et péritoine pelvien étaient le siège de lésions que ne purent guérir plusieurs colpotomies et que l'on dut se résoudre à faire une laparotomie.

On nous objectera ici, pourquoi avoir fait une colpotomie et pourquoi, n'ayant pas réussi, avoir refait cette opération ?

Parce que notre malade était une femme jeune, très affaiblie, et que devant la virulence du pus, nous faisions une opération palliative, et comme quelquefois, rarement il est vrai, cette opération d'attente a donné des résultats durables, il était de notre devoir d'essayer de conserver à cette femme jeune, quelques chances de grossesse. Du reste l'opération radicale ultérieure n'a pas offert la moindre gravité et s'est effectuée avec plus de garantie de succès que si elle avait été exécutée de prime abord.

L'autorité de M. Bouilly va encore nous servir pour défendre la valeur de la colpotomie postérieure dans le cas de salpingo-ovarites : « Il est également indispensable, dit-il, de reconnaître que la collection est unilatérale ou que les lésions des annexes du côté opposé ne sont que très peu avancées. Dans les conditions inverses, il serait mauvais de n'ouvrir qu'un abcès, en laissant à côté une trompe ou un ovaire malade et en voie de suppuration.

Dans le diagnostic de la lésion du côté opposé à l'abcès, il y a lieu de ne pas prendre pour les annexes augmentées de volume et malades, le corps utérin. Celui-ci est souvent dévié latéralement par l'abcès auquel il est accolé ; il est douloureux à la pression, souvent augmenté de volume et il ne doit pas être confondu avec un paquet d'annexes. Dans un cas, les annexes droites étaient malades au moment où j'incisais une collection purulente à gauche et ce fut le côté droit qui resta le plus longtemps malade et douloureux. Je n'eus pas cependant à regretter de n'avoir pas fait une laparotomie qui eût permis leur ablation, car après quelques mois, l'amélioration de ce côté était assez grande pour que la malade pût reprendre sa vie ordinaire.

Il est nécessaire de noter une circonstance, importante à mon avis, exerçant une influence notable sur la décision opératoire. Dans tous les cas que j'ai opérés il s'agissait d'anciennes salpingites ou ovarites plus ou moins latentes ayant subi une poussée aiguë dans des conditions diverses. Dans ces cas la tumeur augmente rapidement de volume, les phénomènes généraux deviennent graves et on se trouve en présence de malades fébriles plus ou moins épuisés.

On peut en outre supposer, que le pus acquiert dans ces conditions des propriétés septiques qui rendent fort dangereuses son effusion dans le péritoine au cours d'une laparotomie. Dans plusieurs observations, il est noté que le pus était doublement fétide. Je ne mets pas en doute que son contact avec la cavité péritonéale n'eût été des plus dangereux, et tous les chirurgiens qui ont fait de ces opérations savent combien il est difficile d'énucléer des poches volumineuses, sans qu'à un moment donné la rupture d'un point de la paroi ne permette l'irruption du pus dans le péritoine. Les lavages à grande eau et le drainage ne mettent pas toujours à l'abri des accidents consécutifs. »

Nous avons donné en entier ces opinions de M. Bouilly parce qu'elles résument d'une façon claire et précise toute la question.

M. Routier ouvre un abcès de la trompe par le cul-de-sac du vagin : il avait été amené à cette pratique pour deux raisons. Tout d'abord, il avait eu l'occasion d'ouvrir par cette voie quelques hématocèles suppurées qui avaient rapidement guéri. D'un autre côté, la malade qu'il opéra, avait une tumeur fluctuante volumineuse remplissant la moitié gauche du petit bassin, qu'elle débordait en haut, tandis que le doigt vaginal percevait nettement la sensation de fluctuation, produite par le palper bi-manuel. Le développement de la collection s'était accompagné d'un état fébrile considérable et la malade présentait une température de 40° lorsqu'il dut l'opérer. Une laparotomie pratiquée dans ces conditions eût été d'une gravité extrême. Il put inciser le vagin, couche par couche, et arriver sur la paroi même de la collection, qu'il put abaisser quelque peu au moyen d'une pince. Il vidait la poche, la lavait soigneusement et la drainait. La guérison est aujourd'hui définitive.

En Amérique, Haggard se montre nettement partisan de l'incision vaginale dans les cas précoces de salpingite aiguë suppurée et dans les grands pyo-salpinx.

Henrotin, de Chicago, aborde le pyo-salpinx par la

colpotomie, lorsqu'il est bas situé, emplissant le Douglas. Il suit aussi cette méthode dans les cas d'infection ovarienne à début brusque, avec des signes évidents d'infection péritonéale. On incise le cul-de-sac, on retire du pus, on explore; on arrive sur l'abcès ovarien, que l'on ouvre et l'on draine; la fièvre tombe en deux ou trois jours et la femme peut se lever au bout d'une semaine sans présenter de rechutes pendant des années. Grâce à cette intervention précoce, l'auteur n'a pas attendu la formation d'un état local plus grave et il a pu obtenir 125 cas traités avec succès; il n'eût certes pas eu une statistique si belle s'il eût attendu la sédation des symptômes, et cette incision vaginale si utile, si bénigne, n'eût plus été suffisante devant l'altération trop prononcée des tissus.

De même pour Sabino Cœlho, de Lisbonne, la supériorité de la colpotomie sur la laparotomie et l'hystérectomie ne fait pas de doute dans les cas de pyo-salpinx. Il a pu obtenir des résultats très encourageants dans neuf cas de pyo-salpinx de volume variable.

Toutes les opinions citées jusqu'à maintenant sont celles de chirurgiens plutôt partisans de la méthode, mais tous n'acceptent pas la colpotomie postérieure au même titre et certains même la condamnent.

M. Pozzi n'admet pas la curabilité des lésions tubaires et ovariques par la colpotomie postérieure et, dans la *Semaine gynécologique* du 15 février 1898, il est d'avis que si la tumeur péri-tubaire ou péri-utérine est accessible par le vagin, c'est-à-dire par la voie la plus courte, c'est par la voie vaginale qu'il faut passer, d'autant plus que le drainage de la poche purulente sera facile et naturel par le vagin. C'est donc la colpotomie qu'il faut employer. Mais, dit-il, la colpotomie est insuffisante si la collection est circonscrite dans la trompe et n'est pas accessible par le Douglas. On doit, en effet, non seulement donner issue au pus, mais les parois de la poche doivent être enlevées. La seule incision du cul-de-sac de Douglas ne suffit pas, et les malades ainsi traitées ne sont pas radicalement guéries ; il leur reste des trompes malades qu'on sera, par la suite, obligé de leur enlever.

Nous n'avons pas à faire justice de ces objections; tout ce que nous avons dit précédemment réduit à néant ces accusations, et, au contraire, nous nous élevons contre cette tendance de M. Pozzi, qui affirme que la suppuration ne guérira que lorsque sa cause première aura disparu. Vouloir comparer un abcès pelvien à un abcès dentaire qui ne doit guérir qu'après l'avulsion de la dent ne nous paraît pas être une proposition heureuse, car cet abcès dentaire, avant de s'organiser, a passé par divers stades, et il est évident que, quand la lésion est irrémédiable, quand la dent est trop cariée, quand l'ostéite est installée, il est difficile de compter sur une guérison par un moyen conservateur.

Il n'en est pas de même pour notre abcès pelvien : nous ne temporisons pas, car nous nous trouverions en présence d'un état contre lequel nous ne pourrions plus rien.

M. Quénu n'admet pas le traitement des salpingo-ovarites par la colpotomie, car il trouve qu'il est inadmissible que l'on puisse utiliser une trompe infectée. M. Richelot est moins absolu, et deux cas de pyo-salpinx très élevés, traités par lui et guéris au moyen de l'incision du cul-de-sac postérieur, lui font reconnaître la possibilité de la méthode.

De même, M. Segond dit que l'incision par voie vaginale peut être un traitement suffisant pour les pyo-salpingites adhérentes qui bombent franchement dans l'un des culs-de-sac vaginaux, à la condition expresse de s'en tenir très sévèrement aux indications formulées par Bouilly : tumeur accessible par le vagin, poche unique, peu épaisse, uniformément ramollie et fluctuante, lésion unilatérale. Le tout, chez des sujets fébricitants et trop épuisés, pour affronter sans péril une intervention plus radicale.

DE LA VALEUR DE LA COLPOTOMIE POSTÉRIEURE DANS LE CAS DE PELVI-PÉRITONITE

Le cadre des pelvi-péritonites est très vaste et l'on peut les ramener à deux groupes : la pelvi-péritonite primitive et la pelvi-péritonite secondaire.

La pelvi-péritonite primitive, que M. Pozzi se refuse à admettre, a droit de cité dans la gynécologie, comme entité morbide. Si la pelvi-péritonite en général n'est due qu'à des lésions annexielles, il nous semble impossible devant les faits de la pratique et les explications qu'on en trouve dans l'anatomie pathologique, de ne pas lui reconnaître une existence indépendante de tout état annexiel.

Nous avons en effet, plus haut, insisté sur la pathogénie des infections péri-métritiques, et montré quel rôle important était dévolu aux lymphatiques dans la genèse des affections du petit bassin de la femme.

La pelvi-péritonite primitive existe, et est aujourd'hui admise par presque tout le monde, souvent même au détriment d'autres pelvi-péritonites que l'on croyait secondaires et qui, cependant, sont manifestement idiopathiques.

Comme presque toutes les phlegmasies péri-utérines, son origine est puerpérale (nous avons vu que le gonocoque affectionne les muqueuses) et l'infection se propage directement au péritoine sans passer par la trompe. Dans ce cas, le rôle des lymphatiques dans la propagation de l'infection explique seul la lésion.

Pozzi, lui, n'admet que la péri-métro-salpingite, dans laquelle l'infection, en général gonococcique, s'est faite à travers la trompe et a intéressé tous les organes et les tissus de la région. Mais le gonocoque a aussi très souvent une marche excessivement rapide, et une péritonite se déclare, alors que la muqueuse tubaire qui a servi de véhicule est à peine effleurée par l'infection. Nous avons observé, dans le service de M. Picqué, une malade de ce genre ; il y a lieu d'admettre dans ce cas-là que, sans être primitive, la pelvi-péritonite est la première manifestation et que bientôt tous les organes vont être intéressés.

La pelvi-péritonite se localise dans le péritoine paramétritique dans divers endroits, et, selon son siège, elle sera antérieure, latérale ou postérieure. C'est la pelvi-péritonite postérieure, celle qui siège dans le cul-de-sac de Douglas, qui nous intéresse, et, du reste, il nous semble qu'une péritonite systématiquement localisée est difficile à admettre.

Dans la pelvi-péritonite primitive, celle qui succède à un état puerpéral, le début a lieu vers le 4e ou 5e jour de la délivrance, avec une symptomatologie caractéristique : La malade ressent une douleur brusque, soudaine, dans la région de l'hypogastre. Les vomissements, les nausées, le ténesme anal et vésical sont la règle ; le ventre est douloureux au moindre contact, ballonné, tendu. La fièvre est très vive, atteint souvent 40°, le pouls est petit.

L'examen local, au début, ne fournit pas de signes bien nets, car il ne s'est pas encore formé de collection purulente facilement appréciable, et le doigt vaginal peut tout au plus reconnaître une chaleur intense du vagin, sa sensibilité exagérée et une douleur très prononcée lorsqu'on appuie sur l'utérus à travers un cul-de-sac. Trois à quatre jours après, la poche purulente est formée, entourée de fausses membranes. Le maximum des signes est au cul-de-sac postérieur; le Douglas est déprimé, et cette tumeur de forme ovoïde et régulière, vient descendre plus bas que le col de l'utérus et faire saillie dans le vagin; l'utérus est refoulé en avant et la collection qui vient presser sur sa face postérieure ne permet pas d'insinuer le doigt entre cette face et la partie antérieure de la poche. Le diagnostic aura été facilité par la connaissance des circonstances dans lesquelles s'est développée l'affection (puerpéralité, blennorrhagie).

Quelle sera notre conduite dans ce cas? la chirurgie la plus simple permettra d'obtenir des résultats heureux.

Un débridement au bistouri dans cette collection qui s'offre d'elle-même, atténuera immédiatement les symptômes et arrêtera l'évolution de la maladie.

Pour M. Segond, lorsqu'il s'agit d'une pelvi-péritonite post-puerpérale ou post-abortive, c'est-à-dire lorsque les annexes sont saines ou peu altérées, c'est à l'incision simple qu'il faut recourir, et l'on obtient ainsi des guérisons parfaites.

M. Bouilly, au Congrès de Genève, dit qu'il n'est pas besoin non plus d'arguments pour démontrer l'excellence de l'incision vaginale et du cul-de-sac postérieur, pour l'ouverture de certaines pelvi-péritonites suppurées d'origine puerpérale post-abortive ou même gonorrhéique, dans lesquelles les annexes sont peu ou ne sont pas touchées et où la simple évacuation du pus suffit à donner une guérison rapide.

Il fait aussi très sagement observer qu'au cours d'une

poussée de pelvi-péritonite, il n'est pas toujours nécessaire d'ouvrir d'emblée les tuméfactions devenues accessibles dans le cul-de-sac postérieur ; il peut s'agir d'une masse formée par des adhérences intestinales et des exsudats péritonéaux récents, dans laquelle une ouverture ne saurait rien évacuer et pourrait ne pas être sans dangers.

L'erreur d'appréciation est facile à commettre, et souvent ne peut être évitée que par l'examen répété des lésions et surtout de leur évolution. D'autres fois il s'agit d'une collection séreuse enkystée dans des néo-membranes et pouvant dans les jours suivants subir une telle diminution, qu'il n'y a plus lieu d'intervenir. C'est au cas où des phénomènes généraux persisteraient qu'une intervention deviendrait nécessaire.

Ainsi dans ces cas, si l'on se fût décidé d'emblée à faire une opération radicale, sur quoi serait-on tombé et qu'aurait-on extirpé ? des organes sains ; tandis que si l'on avait fait une colpotomie, la bénignité de l'opération eût permis de ne point tenir compte de cette incision purement exploratrice, dont les suites n'auront aucune conséquence.

Attendre, en pareil cas est une manœuvre qui demande une connaissance approfondie de la lésion, car s'il est vrai que les pelvi-péritonites de cette nature s'amendent souvent et n'ont été qu'un phénomène inflammatoire de courte durée, nous ne sommes pas toujours certains que la lésion ne soit plus grave ; c'est pour cela que nous ne condamnons pas une colpotomie postérieure, qui, si elle a été inutile, n'a pas du moins été dangereuse et a permis de s'assurer de la nature de l'affection.

MM. Richelot, Monod, Sanger de Leipzig, sont aussi les

partisans de l'incision du cul-de-sac postérieur dans les pelvi-péritonites post-puerpérales.

M. W. D. Haggard propose cette incision vaginale toutes les fois qu'il se trouve en présence de pelvi-péritonite au début et dans les abcès pelviens vrais.

Les résultats obtenus par M. Picqué nous ont servi à exposer nos opinions.

Mais si nous obtenons des guérisons durables dans les cas de pelvi-péritonite primitive, sommes-nous aussi heureux dans les cas de pelvi-péritonite secondaire?

La périmétro-ovaro-salpingite de M. Pozzi, ou plus simplement pelvi-péritonite secondaire, est due au développement simultané de l'inflammation dans le péritoine et le tissu cellulaire qui entoure les organes génitaux internes, eux-mêmes plus ou moins atteints par la phlegmasie. Elle survient le plus souvent au cours d'une blennorrhagie.

Du 8e au 40e jour, après la cessation de l'écoulement, à l'occasion d'une fatigue, d'un examen intempestif, d'un excès de coït et surtout des règles, la femme se plaint de douleurs vives et lancinantes, siégeant dans l'aine et dans les flancs. L'examen local fait reconnaître une tuméfaction rétro-latérale, accolée à l'utérus et n'atteignant pas la paroi pelvienne, généralement arrondie, empâtée, très sensible à la pression, mais ne s'accompagnant pas cependant d'hypéresthésie de la paroi abdominale. Pas de modifications sensibles du pouls; la température ne dépasse guère 38°. Quelle différence déjà avec le début aigu de la pelvi-péritonite primitive.

Quand cette tuméfaction passe à la purulence, elle répond au degré ultime de l'évolution des annexites suppurées, à l'abcès pelvien de Pozzi. Les annexes suppurées sont alors perdues au milieu de collections purulentes multiples, séparées les unes des autres par des anses intestinales agglomérées ou des franges épiploïques. Cette présence de fausses membranes ou d'adhérences est presque toujours la règle et c'est dans ces circonstances que toute opération devient difficile, en raison des connexions des organes entre eux.

Dans ce cas-là, nous croyons que la colpotomie sera notoirement insuffisante et une intervention radicale s'impose. Elle pourra être à la rigueur d'une utilité, d'abord comme moyen de diagnostic, ensuite parce qu'elle permettra l'évacuation de ces collections purulentes, si l'état général est trop mauvais.

Cependant, l'altération des tissus n'atteint pas d'emblée ce degré ultime que nous venons de tracer ; il est dans toute affection une évolution progressive et la colpotomie postérieure pratiquée à une certaine période de la pelvi-péritonite secondaire, peut encore enrayer le mal.

Ce n'est point l'avis de M. Segond, pour qui, dans les cas de pelvi-péritonite consécutive à une affection des annexes, l'incision simple devient une mauvaise opération parce que : 1° elle donne une évacuation très imparfaite ; 2° elle conduit à des fistules interminables ; 3° elle est d'une insuffisance très dangereuse en cas de collections purulentes multiples.

Nous répondrons à ces objections dans un chapitre ultérieur et pour le moment nous les admettons dans une certaine mesure parce que, et en cela nous ne faisons que nous répéter, la nature, l'intensité, l'ancienneté des lésions doivent nous guider dans le choix de notre intervention.

RÉSUMÉ DES INDICATIONS

Nous croyons utile de résumer quelles sont les indications que nous avons développées dans les trois chapitres précédents, car il est assez difficile de retrouver des points exacts et précis au milieu des opinions multiples que nous avons invoquées.

Nous ferons de la colpotomie une *opération de choix* toutes les fois que nous serons en présence de pelvi-péritonite primitive ou secondaire, puerpérale ou dépendant d'un état annexiel ; dans les cas de phlegmons péri-utérins, du ligament large ou de la loge hypogastrique, dans les cas de collections tubaires unilatérales et à poche unique ; dans les cas où l'utérus ne sera pas immobilisé dans des adhérences, sera souple, et que l'on pourra atteindre toutes ses faces sans craindre des lésions des organes voisins.

Lorsque nous aurons des salpingo-ovarites dans lesquelles la lésion n'est pas entièrement constituée, c'est une manœuvre souvent efficace que d'ouvrir les collections purulentes.

Nous en ferons une *opération de passage, de nécessité* toutes les fois que nous nous trouverons en présence d'une malade ayant un état général très grave rendant impossible toute autre intervention. Ce sont les cas de pelvi-péritonite puerpérale ou gonococcique : dans ces cas, l'unilatéralité ou la bilatéralité des lésions, la multiplicité ou la hauteur des poches importent peu ; ce qu'il faut c'est aller au plus pressé : débarrasser la femme de cette source d'infection qui la met dans un état de cachexie tel, que l'infection ne tardera pas à se généraliser par insuffisance de résistance de l'organisme.

Elle est supérieure dans ces cas à l'hystérectomie vaginale et à la laparotomie : parce qu'elle met à l'abri du choc opératoire qui est toujours très grave chez une femme très affaiblie, parce qu'elle ne nécessite pas une anesthésie prolongée (on peut même faire cette intervention sans anesthésie), parce qu'elle met en garde contre cette terrible complication qu'est la pénétration des germes septiques très virulents de la collection dans le péritoine.

Nous croyons aussi à la *nécessité* de cette opération toutes les fois que l'on se trouve en présence d'une vieille suppuration pelvienne, ayant occasionné des adhérences multiples avec les organes du voisinage, circonscrivant des loges nombreuses remplies de pus, véritable pelvi-péritonite chronique, qui, à la faveur d'un traumatisme ou d'un état morbide coexistant, prend les allures d'une affection aiguë En effet là, la crainte de blesser les organes voisins, si intimement confondus par les adhérences avec la lésion, le danger toujours menaçant d'infecter le péritoine par ce pus virulent, nous ordonnent d'agir avec le minimum de risques possibles : ce ne sera que le prélude d'une opération plus radicale qui s'impose.

Cette opération sera encore utile comme *incision exploratrice* lorsque le diagnostic n'aura pas été assuré ; nous verrons par la suite les services que peut rendre la colpotomie faite dans un but d'essai ou d'attente.

Une conduite qui nous semble excellente, est celle de toujours commencer par l'incision du cul-de-sac postérieur, chez une femme jeune atteinte de lésions pelviennes non irrémédiables, avec l'espérance d'obtenir chez elle une guérison qui lui aura évité la mutilation si préjudiciable à son âge.

DE QUELQUES CONTRE-INDICATIONS

Nous ne voulons point pourtant être trop absolu et faire de notre méthode une panacée. Nous lui reconnaissons des contre-indications, les unes formelles, les autres variables, selon les cas.

Dans les contre-indications variables, c'est l'esprit du clinicien qui doit guider dans le choix de l'intervention et nous avons dit qu'une même affection appelle telle ou telle opération, selon la nature, l'étendue et l'ancienneté de la lésion. La colpotomie postérieure a son temps et elle ne saurait être toujours une opération utile dans les évolutions successives d'une même maladie.

Nous reconnaissons que l'incision du cul-de-sac postérieur est d'une pratique, nous ne dirons pas dangereuse parce que nous croyons qu'elle ne l'est jamais, mais inefficace et insuffisante dans quelques cas que nous énumérons : Lorsque la collection suppurée est bilatérale il faut recourir à une intervention plus radicale, car l'incision du cul-de-sac postérieur est manifestement insuffisante. Nous disons que cette manière d'agir est la règle, mais nous avons nombre d'exceptions dans lesquelles des résultats ont été obtenus. Je crois que dans ces cas, si l'on avait pu affirmer la bilatéralité des lésions au préalable, on se fût sans doute décidé d'emblée à l'opération radicale. Mais l'incertitude du diagnostic a servi à faire une opération palliative, qui a maintenu un bon état curatif. Mais, nous le répétons, la temporisation dans ces circonstances n'est pas recommandable. N'avons-nous pas deux cas de M. Monod où l'incision dans des cas de bilatéralité de la suppuration n'a pu empêcher la marche progressive de l'infection. Que fût-il advenu si l'on eût pratiqué l'hystérectomie en premier lieu : nous ne pouvons affirmer que les résultats eussent été excellents, mais on aurait pu obtenir une guérison ou une amélioration.

Nous répétons donc que, lorsqu'on peut affirmer l'existence de lésions suppurées doubles il est plus rationnel de recourir à l'intervention radicale.

Quand le siège de la tumeur purulente est haut placé, il ne faut pas faire la colpotomie. Ceci est vrai dans la généralité des cas et si nous avons vu que l'on peut néanmoins, en faisant, par une main appuyée sur l'abdomen, descendre la poche, l'ouvrir et la drainer, cette manœuvre est imprudente parce que l'on peut blesser un organe du voisinage.

La multiplicité des poches n'est pas toujours un obstacle à l'action de la colpotomie, à moins que l'utérus ne nage dans des loges de pus circonscrites par des adhérences : c'est une éponge qu'il faut extirper le plus tôt possible, car les évacuations des poches purulentes n'empêchent pas le processus morbide : il est alors impossible de les atteindre toutes et ce serait faire de la mauvaise chirurgie que de laisser subsister une telle source d'infection.

Lorsque les annexes sont trop profondément lésées, on conçoit combien leur extirpation devient nécessaire. Dans tous ces cas que nous venons de citer, où la colpotomie postérieure est impuissante, il ne faut pas que l'affection évolue avec des symptômes aigus ou suraigus, et si

M. Terrier a pu dire que la fièvre ne lui paraît pas une contre-indication à l'hystérectomie, nous croyons, nous, que les interventions radicales sont de mauvaises opérations en présence d'un état général affaibli avec des manifestations fébriles : c'est doublement affaiblir la malade que lui faire subir une opération si grave : la simple colpotomie postérieure pourra amender les symptômes et permettre une intervention radicale avec plus d'innocuité.

OBJECTIONS : DISCUSSION

1° *De la difficulté du diagnostic :*

La première objection portée par les adversaires de la colpotomie postérieure est celle de la difficulté du diagnostic de la poche purulente.

En effet, disent-ils, pourquoi avez-vous décidé de faire l'incision du cul-de-sac postérieur, alors qu'aucun symptôme bien net impose telle ou telle opération? Sur quelles raisons vous appuyerez-vous pour faire admettre que la colpotomie a été choisie.

Le diagnostic des régions pelviennes est certainement difficile à préciser, et plus d'un chirurgien, même très versé dans la pratique gynécologique, éprouve quelquefois certaine gêne à affirmer l'existence de telle ou telle lésion.

Nous avons entendu M. Richelot, dire que plus il avance dans la pratique de la gynécologie, plus le diagnostic des affections pelviennes lui parait délicat. Et alors, il formule son opinion sur certains cas, non pas à l'aveugle (on n'a point le droit d'être trop téméraire en gynécologie), mais il s'entoure toujours d'un doute ; il ne précise pas toujours, et nous l'avons entendu dire : « C'est cela, à moins que ce ne soit autre chose. » Et dans ces circonstances incertaines il s'aide, pour assurer son diagnostic, d'une laparotomie exploratrice.

De même, M. le professeur Le Dentu, dans la *Gazette des Hôpitaux* du 27 février 1892, dit : Je ne sache pas que personne puisse être toujours certain de diagnostiquer la présence du pus dans les trompes, ni même la bilatéralité des lésions. »

M. Bazy insiste sur la difficulté qu'on a de poser un diagnostic, et souvent même la chose devient impossible. M. Terrier pense, comme M. Richelot, que les diagnostics abdominaux sont toujours approximatifs : que le siège des lésions n'est jamais précisé, que ce sont toujours des diagnostics d'ensemble.

Lawson-Tait affirme que deux fois sur cinq il fait une erreur de diagnostic, et Emmet considère qu'il faut être très habile pour déterminer les indications de l'ablation des annexes.

Au Congrès de Genève, en 1896, M. Doléris revient sur ce point : « Quant au diagnostic de la suppuration, si tant est qu'on veuille accorder à celle-ci une importance, et cela est juste à quelques égards, avons-nous un guide certain, et trouvons-nous dans les signes et les symptômes, l'élément d'un diagnostic rigoureux comme l'exige avec beaucoup de raison la première conclusion de M. Saenger : Il y a lieu de poser une indication rigoureuse pour toute intervention opératoire ». M. Henrotin, avec une grande franchise, a mis le doigt sur le point faible en déclarant que les chances d'erreur sont de beaucoup supérieures aux chances d'un diagnostic certain.

M. Bouilly reconnait qu'en général le diagnostic se fait d'une façon un peu banale, basée souvent plutôt sur des troubles fonctionnels et des symptômes douloureux que sur des signes précis et sur la constatation exacte des lésions.

Nous ne reviendrons pas sur cette difficulté du diagnostic que nous admettons parfaitement, mais nous allons essayer de démontrer que par la colpotomie postérieure nous n'aurons pas décidé une opération de choix, mais une opération de nécessité.

Certains, dans ces cas de diagnostic incertain, s'aident pour assurer le siège précis, l'étendue ou l'état de la lésion, de la laparotomie exploratrice. M. Richelot est partisan de cette méthode, et pourtant, il cite un cas d'incision vaginale pratiquée pour une masse douloureuse, profondément située au-dessus de l'arcade de Fallope, où il lui fut impossible de dire si le pus était dans les annexes ou dans le tissu cellulaire ; l'incision fut accompagnée de contre-ouverture, au-dessus de l'arcade et la guérison fut obtenue de cette façon.

La colpotomie postérieure faite dans un but de manœuvre exploratrice, est une opération facile et sans dangers. Quelle crainte avons-nous, pour la malade, de lui ouvrir son cul-de-sac postérieur ? Les précautions dont nous nous entourons nous permettront d'agir en toute sûreté et nous la croyons nettement supérieure à la laparotomie faite dans le même but.

Celle-ci nécessite, en effet, une anesthésie prolongée, qui, chez la femme le plus souvent affaiblie par la souffrance et des phénomènes généraux très graves, n'est pas exempte de dangers, elle expose la malade à un choc opératoire qu'il est souvent utile d'éviter et elle demande une large ouverture du péritoine, qui, en tout état de cause, n'est jamais sans dangers.

Rien de tout cela avec la colpotomie postérieure et, par

la boutonnière faite dans le cul-de-sac postérieur, notre doigt pourra aller à la recherche de la lésion, aussi bien que par la laparotomie.

2° *De l'incision blanche*

Notre incision du cul-de-sac postérieur ayant été faite, nous tombons dans une masse inflammatoire, empâtée, et de cette ouverture, il ne sort ni sang, ni pus, ni sérosité. Nous avons donc fait une incision blanche.

Oui, mais incision blanche pour incision blanche, nous préférons ne pas avoir d'ouverture de l'abdomen, du péritoine ; nous n'avons pas prolongé une anesthésie pénible et exposé notre malade au choc opératoire.

Du reste, nous savions que nous faisions une manœuvre exploratrice, mais nous ne savions pas que nous allions tomber sur une collection purulente ou sur un phlegmon au stade d'inflammation. Au contraire, notre diagnostic hésitant nous a permis de choisir un procédé opératoire d'une simplicité et d'une bénignité dont n'aura pas à souffrir notre malade.

Quelquefois même cette prétendue incision blanche aura été salutaire pour la femme, car ce débridement que nous avons fait dans cette masse empâtée, quelquefois fluctuante, aura procuré à la malade un grand soulagement, comme lorsque l'on incise un phlegmon ou un panaris. Et quelquefois aussi ce débridement aura suffi à arrêter la marche de l'inflammation.

Les suites opératoires de cette incision blanche seront des plus simples : la cicatrisation se fera rapidement, grâce à un traitement antiseptique soigné, et l'on n'aura pas à craindre de complications ultérieures, justement parce qu'il n'y a pas la présence de causes virulentes pouvant déterminer une infection.

Aurons-nous autant de chances avec la laparotomie : on a beau dire qu'une laparotomie exploratrice est une opération sans dangers, nous trouvons qu'elle est encore trop délicate et trop compliquée pour ne pas entraîner avec elle des inconvénients sérieux.

3° *Des collections purulentes haut placées et de la multiplicité des poches.*

Les adversaires de la colpotomie postérieure soutiennent que les poches purulentes haut situées ne peuvent être atteintes par cette opération : ils ont raison jusqu'à un certain point.

Ainsi, M. Richelot demande, lorsqu'on se trouve en présence d'une suppuration pelvienne située sur les parties postérieures de l'utérus, tout à fait à son pôle supérieur, comment les colpotomistes savent exactement ce qu'ils font : le doigt qui décolle, guidé uniquement par la sensation obtuse du tact, ne va-t-il pas à un certain moment, décoller trop imprudemment et donner ce léger coup d'ongle fatal qui va faire sur le péritoine une éraillure, si petite fût-elle, d'où l'infection se lancera dans la cavité péritonéale ; ne vaut il pas mieux, dit-il, s'avouer impuissants dans ce cas-là, et admettre presque sans réserve la laparotomie.

Nous répondrons à M. Richelot par des faits, et il

cite lui-même dans son ouvrage sur l'hystérectomie vaginale deux cas de pyo-salpinx très élevés au-dessus du cul-de-sac vaginal guéris par l'incision vaginale postérieure. Il cite encore un cas où cette incision vaginale a été faite pour une collection grave très élevée qui faisait peu de saillie dans le cul-de-sac postérieur.

La laparotomie avait été essayée, mais les adhérences intestinales en ont empêché la continuation, on a fait l'incision vaginale qui n'a pas donné de résultats définitifs, c'est vrai, mais qui a permis à la malade d'attendre quelques mois, sans souffrances, une hystérectomie devenue nécessaire. Ainsi l'on voit que la colpotomie postérieure qui, en la circonstance, n'a pas donné tous les résultats désirables, a tout de même eu l'avantage de suppléer à l'insuffisance manifeste de la laparotomie, ce qui est rare, et ce qui n'est pas la règle.

M. Segond trouve que dans les cas de poches multiples, l'hystérectomie vaginale est préférable. C'est un peu l'opinion de notre maître M. Picqué, et ici notre opinion diffère peu de la sienne.

M. Pozzi, lui, s'érige en adversaire absolu de la colpotomie, lorsque la poche se trouve dans la profondeur du bassin, loin des culs-de-sac vaginaux, et il juge qu'il est imprudent, dangereux, d'aller à la recherche d'une collection que l'on ne sent pas bien, surtout quand on se sert d'un trocart pour ponctionner à l'aveugle et très haut. Ne risque-t-on pas, dans ce cas, d'ouvrir l'intestin. Peut-être, répondrons-nous, mais nous condamnons la manœuvre du trocart, elle est certainement aveugle et incertaine.

M. Pierre Delbet dit que l'incision devient mauvaise dès qu'il est nécessaire de cheminer, par une opération compliquée, au travers du tissu cellulaire pelvien pour atteindre l'abcès.

Les opinions favorables à l'emploi de la colpotomie postérieure dans ces cas abondent cependant : certaines avec des restrictions, d'autres avec presque trop d'exclusivisme.

M. Quénu, à la Société de Chirurgie, 18 mai 1898, reconnait qu'il est des collections plus haut placées ne faisant aucune saillie dans le vagin et justiciables du même mode d'intervention (colpotomie). J'insiste, dit-il, souvent, dans mon service, sur cette variété d'abcès péri-salpingiens dont la hauteur, selon moi, tient fréquemment à l'accolement adhésif préalable du péritoine au niveau du cul-de-sac de Douglas, et c'est une précaution que je recommande avec insistance : c'est d'inciser sur l'utérus et de suivre la face postérieure de l'utérus comme guide.

Dans les cas de multiplicité des poches, M. Quénu ouvre tout ce qui se présente, que la nouvelle collection soit purulente ou séreuse, médiane ou latérale, et il établit un large drainage ; il est bien évident, ajoute-t-il, que l'ouverture des poches se fait et sur des collections salpingiennes proprement dites et sur des collections péri-salpingiennes.

M. Routier, se basant sur le fait bien connu que souvent ce n'est pas une poche purulente que l'on ouvre, mais une collection séreuse, une de ces péritonites séreuses enkystées si fréquentes autour des lésions même suppurées des annexes, dit qu'il ne faut jamais s'arrêter à l'ouverture rétro-utérine simple : quand on a évacué le pus ou la sérosité, il faut pratiquer le toucher à travers la boutonnière utérine et avec la main gauche, placée sur le ventre, faire descendre au besoin les parties annexielles si elles existent, qu'elles soient uni ou bilatérales ; « je ne saurais voir, dit-il, dans l'unilatéralité des lésions une indication quelconque. » On évitera ainsi à coup sûr de laisser dans le ventre des poches non ouvertes.

Bien souvent cette manœuvre, essentiellement recommandable, permettra d'ouvrir des foyers haut placés et ne se caractérisant au toucher que par un empâtement vague.

Dans les cas de récidive, il ne faudra pas hésiter à remettre le doigt explorateur dans la plaie, et l'on pourra reconnaître l'existence d'une poche qui s'est formée ultérieurement et qui ne se manifestait, lors de la première incision, par aucun signe évident.

M. Bouilly, vient appuyer de sa haute autorité la valeur de la colpotomie postérieure, dans ces poches multiples et haut placées, par la publication de six Observations de suppurations pelviennes situées au-dessus des culs-de-sac vaginaux, sur le côté et en arrière de l'utérus; il fallait aller les chercher très haut au moyen du palper et du toucher combinés. Toutes ces collections avaient manifestement leur siège dans la cavité d'une trompe ou dans le tissu de l'ovaire; c'étaient d'anciennes salpingites ou ovarites latentes ayant subi une poussée aiguë. Opérées par l'incision vaginale, elles ont toutes guéri; une seule a gardé un trajet fistuleux.

L'opinion de Laroyenne sur ce point est absolue : les collections pelviennes uni ou bilatérales sont fréquemment composées de loges multiples juxtaposées ou incluses les unes dans les autres, et il ne considère pas la juxtaposition, non plus que la superposition des poches, comme une contre-indication à l'incision vaginale.

L'incision simple du cul-de-sac postérieur, d'après M. Doyen, loin de donner un champ opératoire étroit et aveugle, permet d'atteindre avec l'index seul, ou bien l'index et le médius réunis, jusqu'au voisinage du détroit supérieur et de la région ombilicale. Elle est aussi un excellent mode d'exploration dans le cas de vastes suppurations pelviennes enkystées dépassant le détroit supérieur, dépassant même l'ombilic chez les malades affaiblies ou cachectiques.

Avec un tel ensemble d'opinions favorables, il nous semble qu'il est inutile d'insister sur la réfutation des objections ; et pourtant, nous ne sommes pas nettement partisan de la colpotomie dans ces cas-là.

Nous pensons toutefois que certains se laissent un peu aller à l'exagération et une juste mesure est plutôt la meilleure. Aussi nous ne pensons pas à l'efficacité absolue dans le cas de poches multiples, comme M. Picqué nous l'a démontré ; il est impossible que la colpotomie puisse encore quelque quelque chose dans ce cas-là. Elle arrivera peut-être à ouvrir toutes les poches, mais ce qu'elle n'arrivera pas à faire c'est de rendre aux organes une fonction qu'ils ont perdue, parce que la lésion est trop invétérée.

Le reproche de faire une opération aveugle n'est pas fondé : car tout aussi bien que pour la laparotomie et l'hystérectomie, grâce à la position de Trendelenburg, nous pouvons voir tout ce que nous faisons et, en tout cas, nous guider sur la face postérieure de l'utérus.

Donc, la colpotomie postérieure qui, dans ces cas de poches multiples et haut placées, n'a pas la prétention d'être toujours une opération curative, offre néanmoins quelquefois des indications fort nettes. Nous ne voulons pas essayer de démembrer les opérations radicales, mais nous reconnaissons à la colpotomie postérieure un champ opératoire beaucoup plus vaste. Si nous avons obtenu par ce procédé quelques échecs dans les cas qui nous intéressent, les interventions radicales n'assurent pas toujours l'ablation de toutes les poches purulentes et la guérison des malades. Nous jetterons un coup d'œil sur ce point dans un chapitre suivant ; et nous trouvons qu'il vaut mieux en tout état de choses, entre deux maux choisir le moindre, et donner l'avantage à l'opération qui, tout en offrant autant, peut-être plus, de chances de succès, présente beaucoup moins de dangers.

4° *Des fistules consécutives*

La colpotomie postérieure entraîne souvent avec elle la persistance de fistules intarissables, dit-on, et cependant les cas ne sont pas si nombreux pour qu'on en puisse faire une objection sérieuse à la méthode.

Mais cette opération est-elle seule passible de ce reproche et ne peut-on rencontrer les mêmes inconvénients dans les autres procédés opératoires.

M. Segond condamne l'incision du cul-de-sac postérieur dans les cas de pelvi-péritonite, justement à cause de ces fistules, et M. Terrillon, qui avait fait son possible pour appliquer l'incision vaginale au traitement des salpingo-ovarites suppurées, a dû abandonner cette méthode parce qu'il avait eu quatre à cinq fois la persistance d'une fistule vaginale.

M. le Professeur Terrier s'étonne que M. Bouilly considère ces complications rares: car les tumeurs purulentes du bassin qui s'ouvrent spontanément par la vessie, le vagin, le rectum laissent souvent après elles des fistules, dont la guérison se fait longtemps attendre ou même restent incurables.

Il nous semble que l'on ne peut pas comparer une fistule faite spontanément, à une fistule post-opératoire et l'histologie doit démontrer des différences de texture dans les parois. La fistule post-opératoire peut être évitée et si elle est créée on en viendra facilement à bout; au contraire, dans la fistule due à l'ouverture d'une collection purulente dans une cavité naturelle, on aura à compter avec l'organisation des parois. C'est pour éviter cela que l'on a proposé des moyens palliatifs, que M. Mangin, de Marseille, fait un curettage immédiat de la poche. Il fait en même temps un drainage prolongé ou des injections antiseptiques quotidiennes et si, dans sa statistique, il a deux malades atteintes de fistules, c'est qu'elles n'avaient pas accepté le drainage qui sûrement les eût mis à l'abri de ces complications.

M. Goullioud trouve que ces fistules ne sont pas si fréquentes qu'on le dit, quand l'observation des malades se prolonge un peu au-delà de quatre ou cinq semaines de séjour à l'hôpital et surtout quand on ne néglige pas le traitement consécutif à l'opération.

Ne voyons-nous pas d'ailleurs des fistules abdominales tout aussi persistantes à la suite du Mikulicz? N'avons-nous pas un exemple de M. Terrier, qui, chez une laparotomisée, a un an après l'opération, une double fistule abdominale et rectale? Une sonde introduite par la fistule de la paroi abdominale ressortait encore par le rectum.

N'a-t-il pas eu aussi une autre malade à qui il a enlevé les deux trompes et les deux ovaires suppurés et à qui il reste une fistule de la paroi abdominale ? Et les cas de M. Marchand, de M. Polaillon, qui ont conservé une fistule après laparotomie? Combien d'autres cas sans doute, n'ont pas été publiés, dont la guérison s'est fait attendre ; mais ces fistules abdominales sont facilement excusées, bien qu'elles soient bien plus pénibles pour les malades. Et à propos de ces fistules abdominales, le meilleur moyen de les faire cesser, c'est de les ouvrir et de les drainer par le cul-de-sac vaginal.

Nous voyons en somme, que la fistule ne peut être imputée qu'à une insuffisance de soins post-opératoires. Rien ne sert d'ouvrir une collection purulente, si un large drainage et d'abondantes irrigations antiseptiques n'évacuent le pus jusqu'à sa dernière goutte et ne modifient la paroi de la poche, la membrane pyogène elle-même. Il arrivera que cette incision sera insuffisante et le processus pyogénique gagnera les lèvres de l'incision et la fistule se constituera; mais remédiez à ces inconvénients par une thérapeutique rigoureusement appliquée, il sera rare que l'on observe cette complication.

C'est pour cela que, sans être partisan de l'injection modificatrice à la teinture d'iode dédoublée selon la technique de M. Vincent, de Lyon, on peut voir là, une tentative intéressante, dont l'auteur retire de grands avantages, qui a pour but de détruire la membrane pyogène, d'empêcher par cela même la cause de la suppuration et de remettre en contact des surfaces débarrassées de tout germe infectieux.

Quelques observations de M. La Bonnardière, signalent la persistance de la suppuration et des fistules consécutives dues le plus souvent à des opérations insuffisantes comme la simple ponction de Laroyenne ou l'incision timide sans drainage véritable. Nous avons dit déjà, combien nous croyons la méthode de M. Laroyenne insuffisante et ces faits justifient notre opinion.

On préviendra une fistule par un débridement large fait, selon la technique opératoire de notre maître M. Picqué, qui nous permettra d'atteindre tous les recoins de la poche ; le drainage et les lavages compléteront cette opération.

Pour une fistule constituée, un débridement vaginal second... en apporte très souvent et très rapidement la guérison.

3 *De la rétraction de la poche purulente.*

Le reproche que l'on fait à la colpotomie postérieure d'exposer souvent à la rétraction de la poche purulente se rapproche sensiblement du reproche fait à la fistulisation consécutive à l'opération.

Dans quelles circonstances, en effet, peut se faire cette rétraction ? Et qui doit-on incriminer, de l'opération ou de l'opérateur ? Ici, comme pour les fistules, les soins et les précautions post-opératoires doivent être rendus responsables, et partant l'opération a été mauvaise par la faute de l'opérateur. Si la poche est largement débridée et que 2 ou 3 doigts puissent facilement entrer dans l'ouverture de façon à ce que l'écoulement du pus ne soit pas empêché, si un drainage assure cet écoulement du pus, si des lavages bien faits et souvent répétés s'opposent à la pullulation des germes infectieux, la poche ne doit pas se refermer. Ce qu'il faut éviter, c'est un accollement trop rapide des lèvres de l'incision et c'est par le drain qu'on remédiera à cet inconvénient.

Mais, vienne à se produire cette complication il sera très facile d'y remédier ; un nouveau débridement large, refait au point où la rétraction s'est produite, suivi de toutes les précautions que nous avons énumérées plus haut, suffira pour assurer, cette fois-ci, une cicatrisation progressive, partant du fond de la poche pour se terminer par les lèvres de la plaie.

Il faut aussi éviter que ce que l'on croit être la rétraction de la poche, ne soit en réalité qu'une loge purulente oubliée ou méconnue lors de la première ouverture. Il est nécessaire que le doigt explorateur parte toujours à la recherche de ces loges purulentes cloisonnées par des brides et qu'il fouille la cavité qu'il a ouvert. Cette pratique rigoureuse mettra à l'abri de ces récidives et de ces complications.

6° *Des dangers de blessure des organes voisins*

On reproche aussi à la colpotomie postérieure d'être une manœuvre aveugle capable de léser des organes voisins. Si ces inconvénients arrivent quelquefois, l'anatomie topographique de la région ne les explique pas toujours, nous verrons comment.

Pour M. Delbet, en incisant ainsi derrière l'utérus, on s'expose à ouvrir le péritoine et à blesser l'uretère ainsi que des artères.

Hoffmeier dit que les complications opératoires augmentent quand l'abcès est situé sur les bords de l'utérus ou très loin du vagin, à cause du danger qu'il y a de blesser l'uretère ainsi que de gros vaisseaux.

M. Pozzi redoute le débridement vaginal de M. Laroyenne, à cause de la blessure possible d'anses intestinales agglutinées au fond du cul-de-sac de Douglas.

Ainsi, à écouter les adversaires de la méthode, on risque de presque tout blesser : péritoine, intestin, artères, uretère. Voyons succinctement quels sont les rapports de tous ces organes susceptibles d'être lésés.

Les uretères sont situés au-dessus et en dehors de l'ouverture du cul-de-sac de Douglas et ils sont à ce niveau séparés l'un de l'autre par un écartement de 8 à 10 centimètres. Ils sont donc à ce niveau bien éloignés de la ligne médiane et bien au-dessus du fond du cul-de-sac de Douglas, ce qui en rend la blessure tout à fait hypothétique, car les incisions de 8 à 10 centimètres ne sont pas la règle dans cette opération et bien qu'on demande un débridement large du cul-de-sac postérieur, ce débridement n'atteindra jamais dans sa partie profonde plus de 6 centimètres, ce qui nous donnera encore du jeu, pour que nous ne craignions pas d'intéresser l'uretère au seul endroit où il est une menace.

C'est pour cela que nous reconnaissons l'efficacité de l'incision du cul-de-sac postérieur à l'exclusion des débridements latéraux ou antérieurs, qui, eux, sont pleins d'écueils : on peut plus facilement blesser la veine ou l'utérus en avant, l'uretère, l'artère utérine ou les branches vésico-vaginales de l'utérine sur les côtés.

En effet l'uretère traverse la base du ligament large, va passer à la portion sus-vaginale du col utérin, pour aller de là en descendant se mettre en rapport avec le cul-de sac vaginal latéral sur une longueur de 1 à 2 centimètres. C'est à ce niveau que l'uretère rentre en contact avec l'artère utérine dont la blessure sera la complication la plus sérieuse. Nous sommes toujours là dans le cul-de-sac latéral, bien au-dessus des limites de notre incision, et si nous suivons le trajet de cette artère utérine, nous verrons que jamais elle n'aura à nous préoccuper outre mesure.

En effet cette artère, venue de l'hypogastrique est dès son origine en rapport immédiat avec l'uretère dont elle suit le bord antérieur, dans son trajet à l'intérieur de l'excavation. Puis au niveau du point où l'uretère va rentrer en rapport avec le cul-de-sac vaginal, l'artère utérine va passer au-dessus de l'uretère en décrivant une sorte de crosse, et de là, elle va suivre les bords latéraux de l'utérus pour s'anastomoser avec l'artère ovarienne.

Donc si nous nous en tenons scrupuleusement à l'incision du cul-de-sac postérieur, nous n'avons nullement à craindre la blessure de l'uretère et de l'artère utérine : nous avons, à ce niveau, un espace inter-utéro-rectal suffisant pour l'incision.

Toutes les tumeurs liquides des trompes, des ovaires venant tomber dans le cul-de-sac postérieur, toutes les collections liquides (hématocèles, pelvi-péritonites) développées dans le cul-de-sac postérieur tendent à séparer l'utérus du rectum et dépriment ce cul-de-sac postérieur qui devient la partie déclive du vagin. Il en résulte que la blessure du rectum sera peu probable et même à l'état normal le rectum est séparé du vagin par un espace de tissu cellulaire qui permet de ne pas tomber d'emblée dans cette cavité.

Une complication assez fréquente, mais qui n'effraie

pas le chirurgien, c'est l'hémorrhagie produite par les branches de l'artère vaginale qui forment un plexus assez abondant avec celles du côté opposé dans la paroi vaginale postérieure : une compression prolongée pendant quelques instants en vient facilement à bout.

Les blessures de l'intestin sont devenues excessivement rares, depuis que l'on peut utiliser, pour opérer, la position déclive qui éloignera les intestins dans le côté opposé à l'incision.

Le danger de blesser le péritoine sera certes une complication grave ; mais nous n'allons pas au hasard et nous croyons qu'il n'y a pas à comparer avec les interventions radicales qui, elles, tranchent dans le péritoine.

7° *La colpotomie postérieure est-elle une opération incomplète ?*

D'après les adversaires de cette méthode, toute opération qui n'est pas radicale, laisse subsister la cause de la maladie et c'est sur ce reproche que se basent laparotomistes et hystérectomistes pour démembrer la colpotomie postérieure.

On donne bien, disent-ils, issue au pus de cette collection qui a son origine sans doute dans un foyer annexiel primitif, mais on laisse en place ce foyer, source d'infection, qui ne permettra en aucun lieu de songer à la curabilité totale de l'affection. Voilà la grande argumentation à laquelle nous essaierons de répondre.

Tous ou presque tous ceux qui ne veulent pas reconnaître à la colpotomie la valeur que nous nous efforçons de lui attribuer, ne la considèrent que comme une opération d'attente, de passage, qui ne pourra jamais suffire par elle-même et qui nécessitera toujours une hystérectomie ou une laparotomie ultérieure. Nous concédons volontiers que la colpotomie n'a pour nous bien souvent pas d'autre but, mais nous affirmons qu'elle est une opération curative, indépendante de toute autre intervention radicale consécutive. Plus d'un cas nécessitera (et c'est avec l'espoir de compléter cette opération purement palliative des premiers accidents que nous l'avons fait), la laparotomie ou l'hystérectomie; mais dans nombre de cas aussi, nous aurons été heureusement inspirés de ne pas nous être laissés entraîner à une mutilation et à nous contenter de cette opération, qui nous aura donné des résultats aussi efficaces que les interventions radicales.

Nous voyons M. Quénu en faire un procédé de nécessité et d'exception, et ne l'admettre dans le traitement des abcès tubaires et ovariques, ou péri-annexiels que comme une opération d'attente, destinée à offrir, avec le moins de frais possible, un soulagement immédiat qui mettra la malade en état de supporter une opération qui, en présence de son affaiblissement et de son état général, était presque un arrêt de mort. Il a des exemples personnels de guérison définitive par cette simple incision vaginale, mais cette terminaison est loin d'être la règle et il considère plutôt le contraire comme l'expression de la vérité.

Nous sommes étonnés que M. Quénu n'agisse pas ainsi dans des cas plus nombreux, puisqu'il se trouve avoir obtenu des succès qui devraient l'encourager et qui cependant, n'exclueraient en rien l'idée d'une intervention ultérieure, si la nécessité s'impose.

La laparotomie serait préférable, dit-il, car c'est une

opération éminemment conservatrice aussi, et à un degré supérieur à l'incision vaginale.

Qu'on ait une salpingo-ovarite, une trompe est atteinte ; croit-on que cette trompe malade que l'on a laissée en place sera apte à un fonctionnement régulier et utile dans le but de la fécondation. Cette trompe affectée de lésions incurables pourra-t-elle permettre à l'ovule d'aller au-devant du spermatozoïde ; non, car il y aura certainement obstacle, soit par imperméabilité, soit par lésion trop avancée, à ce que la fécondation soit possible. Nous sommes de l'avis de M. Quénu dans ces cas de lésions tubaires excessives, mais toute colpotomie n'est pas faite lorsque les lésions sont irrémédiables, et nous ne sommes pas obligés d'attendre que l'état des organes soit tel qu'il n'y ait plus rien à tenter.

Si l'on a obtenu par la laparotomie de faire de la gynécologie conservatrice, on peut croire que dans l'incision du cul-de-sac postérieur, lorsque l'abcès tubaire ou ovarique a été bien incisé, bien lavé, bien drainé, on est en droit d'espérer la *restitutio ad integrum* qui permettra de garder un ovaire ou une portion d'ovaire, une trompe en bon état, capable de favoriser la fécondation. Les ovaires atteints de dégénérescence scléro-kystique auxquels, après laparotomie, M. Quénu a enlevé les parties malades et dont il a greffé ce qu'il restait de sain sur le pavillon de la trompe, sont encore aptes à l'ovulation, de même dans cet ovaire dont nous aurons ouvert l'abcès, que nous aurons drainé, on aura quelque espoir de voir le même phénomène se produire. Ce qui a réussi dans un cas n'a pas de raison d'échouer dans un autre, et là encore, la colpotomie aura eu un grand avantage : celui de ne pas faire à l'abdomen une large cicatrice disgracieuse et parfois sujette à l'éventration. Les faits de grossesse ultérieure après colpotomie sont assez nombreux pour que nous n'insistions pas sur ce fait.

Il est évident que nous nous en tenons aux conditions que nous avons formulées dans tout ce travail : c'est-à-dire que les lésions seront unilatérales.

Lorsque les lésions même récentes sont bilatérales, l'incision vaginale sera généralement insuffisante, quoique M. Routier dise qu'il ne saurait voir dans l'unilatéralité des lésions une indication quelconque ; elle le sera encore plus si l'affection est ancienne, si l'utérus est mobilisé au milieu de masses inflammatoires partiellement suppurées. L'opération doit alors intéresser l'utérus lui-même qui sera enlevé avec les annexes. M. Monod, à qui nous empruntons ces idées, ajoute que tout au plus serait-on autorisé à se contenter d'abord de l'ouverture par le vagin de collections volumineuses évidentes, mais avec la pensée que ce ne sera que le premier temps d'une opération plus complète qui devra être faite ultérieurement.

Nombreux sont les chirurgiens qui ne reconnaissent pas la curabilité des lésions par colpotomie postérieure M. Delbet n'y voit qu'une méthode de nécessité et non une méthode de choix et dans les salpingites encore mobiles, peu adhérentes, l'incision simple ne peut être mise en balance avec l'extirpation. De même, M. Terrillon préconise la laparotomie dans le traitement de tous les abcès de la trompe et de l'ovaire, quelle que soit leur situation dans le bassin. Par cette méthode, en même temps qu'on enlève la poche de l'abcès, on a l'avantage de pouvoir enlever aussi les autres parties qui concourent à l'inflammation : la trompe malade et les poches multiples de l'ovaire. Quand cette ablation est impossible, on peut drainer l'abcès plus largement et plus sûrement que par toute autre voie.

Pour M. Pozzi la seule incision du cul-de-sac ne suffit pas lorsque la collection se trouve circonscrite dans la trompe et n'est pas accessible par le Douglas et on doit alors non-seulement donner issue au pus, mais les parois de la poche doivent être enlevées. Les malades que l'on opère par la colpotomie, dit-il, ne sont pas radicalement guéris, il leur reste des trompes malades, et si elles reviennent, il faudra leur faire l'hystérectomie.

Il est évident que si nous ne pouvons atteindre la poche purulente qui est localisée dans le tissu de la trompe nous n'espérons pas des résultats bien appréciables, mais nous pouvons nous aider pour atteindre cette poche de la manœuvre de Byford, de l'attirer à nous, de l'ouvrir, de la drainer et peut être aurons-nous fait de la bonne gynécologie conservatrice. Avons-nous agi imprudemment en suivant cette technique ? non pas, et si le succès ne couronne pas notre opération nous n'avons pas plus compromis l'intervention ultérieure, si elle s'impose.

Si la colpotomie exclut dans l'esprit de quelques-uns, la possibilité d'une guérison définitive dans certains cas, beaucoup de chirurgiens admettent son efficacité qui leur est prouvée par des faits de leur pratique.

Sans être un partisan absolu de la méthode, M. Reynier dit aussi, qu'en faisant une hystérectomie on s'expose souvent à faire une opération incomplète et que, opération incomplète pour opération incomplète, il est arrivé à pratiquer plus souvent, chaque fois que cela lui a été possible, l'ouverture des collections purulentes par le cul-de-sac postérieur. Certainement la méthode est d'une insuffisance notoire en certains cas et néanmoins il se reprocherait de ne pas tenter tout au moins de guérir une malade par ce moyen radical.

Ce que vient d'énoncer M. Reynier ci-dessus nous semble un argument décisif en faveur de la colpotomie postérieure.

En effet, est-on sûr chaque fois que l'on a décidé d'intervenir radicalement par l'hystérectomie vaginale de ne rien laisser dans cette grande plaie qui ne puisse être cause d'une infection secondaire. On extirpe l'utérus, mais on laisse des annexes, et ces annexes ne sont pas toujours saines. La surface d'inflammation sera autrement étendue que dans la colpotomie postérieure, les tissus hachés, disjoints, permettront une infection secondaire que, certes, l'on eût pu éviter par la colpotomie.

A plus forte raison si, ayant enlevé des annexes malades, on laisse un foyer purulent : alors, l'état général de la malade, au lieu de s'améliorer, va s'aggraver avec une rapidité effrayante. L'infection va se généraliser dans un espace de temps relativement court et toute thérapeutique sera impuisssante pour arrêter la marche du mal. Point de ces craintes à avoir, avec la colpotomie postérieure et les statistiques nombreuses ne donnent jamais de mort à la suite de complications que l'on ne peut éviter dans une autre intervention.

Donc en admettant que nous faisons une opération incomplète nous n'avons pas fait une opération dangereuse.

La simple boutonnière que pratique M. Routier avant d'en venir à l'hystérectomie lui a souvent suffi au traitement des lésions, alors qu'il l'avait fait dans un but d'exploration pour une hystérectomie décidée auparavant. Donc si nous sommes plus affirmatifs que beaucoup, c'est que les faits corroborent notre opinion, mais nous ne voulons point prétendre un seul instant que la colpotomie est une opération de choix, dans tous les cas et qu'elle est supérieure à la laparotomie et l'hystérectomie. Chaque opération a ses indications, et souvent le même procédé opératoire n'est pas justifié dans la même affection : tout dépend de l'étendue et de l'ancienneté des lésions. Et c'est dans certains cas que nous considérons que la colpotomie postérieure nous donnera des résultats encourageants et qu'elle sera une opération curative par excellence.

Nous n'entreprenons pas toujours une colpotomie postérieure avec l'espoir qu'elle suffira ; et l'état du sujet avant l'opération nous permettra d'espérer une guérison que nous n'escomptons pas sûrement. En tout cas là notre opération n'avait été que le premier acte d'une hystérectomie vaginale. Les cas de guérison des affections des annexes abondent et nous n'en voulons citer que quelques cas pris dans les travaux les plus récents.

M. Bouilly a apporté un contingent énorme de cas de guérison de suppurations pelviennes par colpotomies postérieures dans lesquels il pu conserver une ou plusieurs annexes malades, sans que la patiente souffrît par la suite.

Dans la thèse de Rodriguez, inspirée par M. Tuffier, il y a 17 observations de salpingites dont une de salpingite double, radicalement guéries par l'incision vaginale.

M. Routier cite au congrès de Bruxelles, des cas de collections tubaires ou ovariques qui ont guéri par l'incision vaginale et il cite, à la Société de chirurgie, un cas de collection purulente des trompes qu'il n'avait osé aborder par la voie abdominale à cause de l'état fébrile très marqué et qui a guéri rapidement par l'incision vaginale.

Rosemblat donne dans sa thèse, huit cas de salpingite et d'annexite suppurées, toutes guéries par la simple incision vaginale avec drainage.

Cornet publie deux observations où l'incision vaginale faite pour des poussées aiguës de salpingite a donné deux guérisons rapides, qui se maintiennent, l'une depuis quelques mois, l'autre depuis un an.

Sassi, dans ses observations toutes puisées pour la plupart dans le service du Professeur Berger, donne le résultat de 12 salpingites toutes guéries par la colpotomie postérieure.

M. Monod cite à l'appui de son opinion, de nombreux cas de salpingo-ovarites dont la guérison amenée par l'incision du cul-de-sac postérieur, s'est toujours maintenue.

RÉSULTATS. — AVANTAGES

Les résultats de cette opération sont des plus simples. La malade, qui se présente à nous le plus souvent dans un état général très précaire, avec des douleurs quelquefois intolérables, avec une fièvre intense, voit sous l'influence de cette ouverture du cul-de-sac postérieur tous ces symptômes s'amender.

Subitement la température tombe, les douleurs sont plus supportables et les forces reviennent. La suppuration rigoureusement drainée tend à disparaître et avec elle la poche purulente s'efface. La région qui était le siège de l'infection, au lieu d'offrir encore cet empâtement, ce gâteau inflammatoire, se mobilise peu à peu et les organes qui prenaient part à la phlegmasie, reprennent peu à peu leur souplesse et leur siège normal.

C'est à nous de veiller à ce qu'aucun des accidents post-opératoires que nous avons signalés ne vienne à se produire : fistules, rétraction de la poche, adhérence de la cicatrice aux organes voisins, sont des inconvénients que nous pouvons facilement prévenir en ne négligeant en aucune façon les soins que nécessitent les suites d'une telle opération.

Voilà un premier résultat obtenu : la femme, remise peu à peu sur pied, recouvre la presque totalité de ses mouvements et, au bout de quelque temps, variable chez chaque sujet, les douleurs auront complètement cessé, les menstruations se feront sans souffrances, et, avec quelques précautions néanmoins, la femme pourra redonner libre cours à sa vie génésique.

Nous avons donc pu remédier à cet état morbide, presque grave, à l'aide d'une opération bénigne et sans dangers.

Bénigne, elle l'est, en effet, cette opération, qui, dans la généralité des cas, limite son rôle à une simple incision d'un abcès pointant sous le doigt ; du reste, l'abcès fût-il profond, nous avons vu qu'on peut encore l'atteindre.

Sa bénignité réside encore dans ce fait que, dans nombre de circonstances, on a pu faire cette ouverture sans recourir à l'anesthésie, qui eût pu occasionner des accidents sérieux chez une femme trop affaiblie. En effet, chez une malade opérée par M. Picqué, les phénomènes généraux étaient si accusés, l'état de la femme tellement grave, que l'on n'escomptait guère une issue favorable. La malade était d'une hypersensibilité telle qu'on ne pouvait la toucher à quelque endroit que ce fût sans qu'elle pousse des cris. On dut faire rapidement, sans chloroforme, une colpotomie qui fit disparaître, quelques heures après, presque tous ces symptômes alarmants et qui permit d'intervenir plus efficacement par une hystérectomie

Nous avons démontré combien sont rares les dangers auxquels on est exposé et combien il est facile d'y remédier ou du moins de les éviter. Quand nous avons, d'une façon absolue, limité son action à l'incision du cul-de-sac postérieur, la colpotomie postérieure ne peut qu'exceptionnellement être cause de blessure d'organes voisins. Et encore cette faute grave peut ne pas être commise quand on opère sous le contrôle rigoureux de la vue, la malade étant en bonne position.

Les résultats éloignés sont très favorables aussi et nombre de malades reviennent des années après guéries, sans se plaindre nullement, et dans beaucoup de cas ces femmes, ouvrières et femmes du peuple, sont exposées aux labeurs les plus durs. Les malades de nos hôpitaux, celles des observations d'Abbott, de Minneapolis, sont le plus souvent des femmes qui, au sortir de l'hôpital, dès qu'on leur dit qu'elles sont guéries, reprennent leur métier qui les condamne en général à de rudes fatigues et rarement elles viennent se plaindre de récidives.

On peut dire devant de tels faits, que la méthode est efficace. Pas toujours, il est vrai, et nous n'avons pas posé en principe que la colpotomie postérieure guérit toujours, mais les cas de grossesse ultérieure observés nous laissent le droit d'admettre quelquefois une guérison absolue.

Quelques malades, en nombre bien limité, restent impotentes, conservent les symptômes et les lésions d'une salpingo-ovarite plus ou moins douloureuse ; mais les douleurs qu'elles éprouvent n'ont point l'intensité et l'exacerbation de celles qui existaient avant l'intervention et qui l'ont motivée.

Nous savions presque sûrement, quand nous avons entrepris l'incision du cul-de-sac postérieur, que notre opération serait insuffisante et c'était dans l'espoir d'une atténuation des symptômes, pour parer aux éventualités les plus fâcheuses, que nous avons préféré remettre à une date ultérieure une intervention plus radicale qui, pour le moment eût été une imprudence opératoire.

DE L'HYSTÉRECTOMIE ULTÉRIEURE

Du reste, si nous avons agi ainsi, ce n'est qu'après réflexion et parce que nous savons que l'incision du cul-de-sac postérieur ne compromet en rien une hystérectomie ultérieure, et que même elle la facilite.

Cette idée est nettement défendue par notre maître M. Picqué, et pour lui, des faits viennent à l'appui de son opinion, une intervention radicale aura toujours à retirer plus de bénéfices que d'inconvénients d'une colpotomie postérieure faite préalablement.

La colpotomie postérieure n'est ou n'a d'autre prétention d'être le plus souvent qu'une opération exploratrice. Nous serons donc au premier temps d'une hystérectomie, et c'est à ce premier temps de l'hystérectomie que nous pourrons, dans maintes occasions, juger de la nécessité d'une intervention radicale ou non.

Ainsi, en présence d'une malade atteinte d'une de ces lésions suppuratives avec un état fébrile très prononcé, devons-nous décider d'emblée une hystérectomie. L'examen des signes nous laisse prévoir un utérus immobilisé dans des adhérences et uni aux organes voisins par des brides circonscrivant des poches purulentes. Sûrement, en cherchant, en présence de cet état suraigu et grave, à faire une extirpation totale, nous allons faire de la mauvaise besogne.

Les intestins attirés par les brides adhérentielles peuvent se déchirer, le péritoine peut être envahi par le pus en pleine virulence et les symptômes, déjà sérieux, vont s'aggraver rapidement. Or, nous savons parfaitement que la lésion est tellement avancée, que la conservation des organes est impossible ; mais, l'incision vaginale nous aura été d'un précieux secours en ce sens qu'elle a substitué à un état infectieux trop grave, un état meilleur qui permettra à la femme de supporter, dans un temps plus ou moins long, une opération qui nécessite un état général capable de résister à la gravité de l'intervention.

L'incision vaginale, dans ce cas, n'a été qu'une opération palliative et nous avions la conscience qu'elle ne pouvait être autre chose.

Il est des cas cependant, où nous ne pouvons formuler d'une façon certaine le diagnostic de l'affection.

L'incision du cul-de-sac postérieur nous met en présence d'une lésion plus grave que nous ne supposions : Le doigt indicateur rentre dans la boutonnière, rencontre des adhérences, fouille la cavité, rompt les poches, donne écoulement au pus et cette exploration terminée on prévoit la nécessité prochaine de compléter par une hystérectomie, car on suppose le foyer purulent trop vaste et l'altération des tissus trop avancée. On attend quelques jours pendant lesquels les phénomènes généraux diminuent ; les douleurs cessent, l'utérus primitivement enclavé dans les brides adhérentielles se mobilise. Faut-il devant cette cessation des symptômes et le maintien de l'amélioration recourir à l'hystérectomie ? Les observations sont assez nombreuses où l'on a vu des lésions que l'on supposait irrémédiables, guérir par la simple colpotomie et je crois dans un cas pareil nous avons été bien inspiré de ne pas pratiquer d'emblée une hystérectomie.

Et maintenant si la malade se trouve guérie, si elle n'éprouve plus aucune douleur, aucun gêne, est-il utile de la débarrasser d'un organe qui peut lui servir et qui en tout cas ne compromet en rien sa santé pour le moment. On peut attendre indéfiniment, le mieux peut persister, et si au contraire une hystérectomie devenait nécessaire on serait toujours à temps de la pratiquer. Là encore l'hystérectomie qui, quoi qu'en disent ses partisans, est toujours une opération très grave, a pu être évitée grâce au débridement du cul-de-sac vaginal, et si nous avons été modéré dans notre décision c'était un peu intentionnellement et dans l'espoir de faire retirer tout bénéfice à la femme de la conservation de ses organes et de ne pas apporter les chances aléatoires d'une hystérectomie.

Donc la colpotomie postérieure qui améliore la malade, lui permet d'affronter une hystérectomie vaginale avec moins de dangers, que lorsque celle-ci est faite d'emblée dans un état aigu.

Nous disons, avec M. Picqué, que cette hystérectomie est facilitée par l'incision du cul-de-sac postérieur faite préalablement et les explications que nous allons essayer de donner de notre opinion, ne sont un peu que le corollaire de tout ce que nous venons de dire précédemment.

Ainsi, voilà une malade qui se présente à nous avec tous les symptômes de la pelvi-péritonite aiguë ou suraiguë : l'examen nous révèle l'existence d'un état grave. L'utérus est enclavé dans des brides de néo-membranes et entouré certainement de poches purulentes, à tel point que la nécessité d'extirper cet utérus, cause primordiale du mal, s'impose. Irons-nous, dans ce cas, alors que nous craignons un foyer inflammatoire diffus, avec la probabilité de poches à pus très septique, de propos délibéré, faire une extirpation complète avec tous les dangers qui nous menacent : choc opératoire, anesthésie prolongée chez une malade affaiblie, possibilité presque indubitable d'inoculer le péritoine ?

Nous croyons de notre devoir et de notre prudence de nous contenter de faire une ouverture large qui permette l'écoulement de ce pus, qui entretient cet état infectieux. Grâce au drainage, aux lavages, le pus renfermé dans les loges multiples s'écoulera et au bout de peu de jours un mieux sensible se montrera. La suite est facile à prévoir : il est rare que nous puissions conserver ces organes, source de tous les maux, et malgré un apaisement relatif, il faudra se résoudre à l'ablation de ces organes atteints de lésions telles qu'il est impossible de les conserver.

L'opération radicale consécutive sera alors d'une facilité exceptionnelle : la malade est en état de mieux supporter un choc opératoire qui, malgré tout, est encore à craindre. l'anesthésie sans doute assez prolongée à laquelle on va la soumettre sera moins dangereuse et nous aurons moins de crainte d'infecter le péritoine, parce que nous travaillerons dans un lieu presque aseptisé, où le pus, s'il en reste, a perdu presque entièrement tous ses caractères de virulence.

La colpotomie postérieure nous permet donc d'assurer à la malade, l'absence de toute complication et elle nous facilite notre tâche, parce que nous avons moins de sujets de crainte, et parce que nous avons donné à cet organisme débilité, le temps de reprendre une vitalité qui lui permet de lutter contre le choc opératoire d'une intervention trop grave, choc qu'elle n'eût certainement pas pu supporter de prime abord.

L'hystérectomie, elle aussi, n'est bien souvent qu'une opération incomplète, et ce n'est quelquefois en réalité qu'une colpotomie postérieure appliquée à l'extirpation de poches kystiques ou purulentes comme l'ovariotomie vaginale de Picqué.

Nous avons vu, au chapitre des objections, que l'hystérectomie laisse après elle un champ d'inflammation vaste, d'où l'infection peut rapidement gagner le péritoine.

N'est-ce pas une considération sérieuse pour l'indication de la colpotomie, qui n'offre point de telles surfaces de contamination?

Nous ne voulons pas, d'après ce que nous venons de dire, que la colpotomie postérieure prenne la place de l'hystérectomie, nous avons voulu prouver seulement qu'un véritable abus de l'hystérectomie avait été fait en ces dernières années, et que la colpotomie postérieure aurait pu dans nombre de circonstances la remplacer avantageusement.

M. La Bonnardière dit en effet que, si dans quelques cas graves, rares heureusement, les trompes et les ovaires doivent être sacrifiés, s'il faut enlever l'utérus englobé dans une véritable éponge purulente, l'élytrotomie interligamentaire postérieure sera le préliminaire obligatoire de l'ovariotomie vaginale de M. Picqué ou de l'hystérectomie vaginale de M. Péan. Ce n'est qu'après l'exploration digitale directe des lésions que le chirurgien pourra décider, en toute connaissance de cause, une intervention autre que la colpotomie.

DES GROSSESSES ULTÉRIEURES

La possibilité des grossesses ultérieures doit toujours nous guider dans le traitement des suppurations pelviennes Nous ne sommes point de l'avis de M. Pozzi, quand il dit que dans les maladies des annexes, même si on n'enlève ni l'utérus ni les annexes, la fécondation est impossible, à cause de la dégénérescence scléreuse que subissent ces dernières.

Mais cette dégénérescence scléreuse ne s'est pas faite subitement, et, pour y arriver, l'affection a dû passer par une série de manifestations qu'il eût été facile d'atteindre par un traitement. Il n'est pas nécessaire d'attendre que l'affection soit irrémédiable, et que le processus morbide se soit généralisé pour essayer de conserver à un organe sa fonction. Il est trop tard alors, et nous n'essayons même pas de faire du conservatisme en pareil cas, persuadé que nous n'aurons aucun bénéfice à tirer de notre conduite. Même dans certains cas où l'altération est partiellement avancée, on peut encore espérer des résultats favorables. Ainsi nous avons cité, au cours de notre travail, certains faits où M. Quénu, après laparotomie, ayant enlevé une partie d'ovaire reconnu malade et ayant greffé ce qu'il restait de sain sur le pavillon de la trompe, avait pu obtenir une grossesse ultérieure.

Ne pouvons-nous pas espérer tomber sur des cas semblables ?

La trompe n'est pas toujours tellement atteinte par le processus infectieux, pour qu'elle ne puisse encore servir de véhicule au germe fécondant et, dans un ovaire, l'inflammation n'est pas toujours nécessairement étendue à tout le tissu. Du reste la suppuration pelvienne d'origine post-puerpérale respecte assez souvent les annexes, ainsi dans les cas de pelvi-cellulite, et qu'est-ce qui peut alors s'opposer à la fécondation ? Rien.

Nous avons des observations de M. Doleris, de M. Fraipont, d'Isaac, de Jacobs, nous montrant que dans des cas de salpingite et de salpingo-ovarite, un traitement médical et quelquefois un curettage ont donné des résultats encourageants et que des grossesses consécutives ont pu évoluer sans encombre. Nous ne pouvons certes invoquer ces opinions, qui sont basées sur des principes tout autres que les nôtres, mais il nous semble que puisque l'on arrive à guérir des salpingites par cette méthode, l'ouverture du foyer purulent pourra nous amener à des résultats presque identiques.

Si dans cette trompe ou dans cet ovaire, l'inflammation est limitée, et c'est souvent le cas, l'organe sera encore dans une certaine mesure propre à la fonction qui lui est dévolue.

Toutes les fois que l'on se trouve en présence d'un état qui laisse encore quelque espoir de grossesse, il est du devoir de tout chirurgien de s'abstenir d'une opération radicale qui supprimerait à tout jamais la fécondation.

Les cas de grossesse, consécutive à la colpotomie postérieure, sont assez fréquents, et M. Rosemblat, dans sa thèse, parmi les 321 cas de suppurations pelviennes qu'il cite, a pu réunir 20 grossesses.

Au Congrès de Chirurgie de 1894, M. Goullioud a donné les observations de 8 malades, qui, traitées par la colpotomie postérieure pour suppurations pelviennes, sont devenues enceintes 4 mois, 6 mois, 8 mois, 1 an, 15 mois, 3 ans, 4 ans et 5 ans après l'opération.

Dans la majorité des cas il s'agissait de pyo-salpinx unilatéral, dans d'autres de pelvi-péritonite consécutive à l'infection péritonéale par la trompe; dans une observation les lésions étaient diffuses à droite et à gauche; dans une autre, on a débridé de chaque côté de l'utérus des poches purulentes.

M. Goullioud ajoute même : « Nous considérons l'apparition d'une grossesse chez une malade atteinte d'une salpingo-ovarite comme le plus heureux événement : c'est l'assurance d'une guérison parfaite. »

Cette statistique de M. Goullioud, en dit plus que tous les longs raisonnements, et là, nous sommes forcés de nous incliner devant la réalité des faits.

M. Rodriguez cite, dans sa thèse, l'observation d'une femme guérie de périmétro-salpingite par colpotomie postérieure, qui devint enceinte, mais fit une fausse couche à trois mois.

Pourquoi multiplier les faits? Nous croyons, et nous pourrions citer nombre de chirurgiens qui pensent comme nous, qu'après une suppuration pelvienne de quelque nature qu'elle soit, une grossesse est toujours possible, quand on croit l'affection première guérissable.

STATISTIQUE

Au cours des recherches pour notre travail nous avons, autant que possible, rassemblé les publications des chirurgiens sur la colpotomie et les statistiques qu'ils donnent sur cette opération.

Nous allons citer tous ceux que nous avons pu trouver : M. Henrotin, de Chicago, dit que les suppurations pelviennes peuvent être guéries dans 90 °/ₒ des cas, quand on incise le cul-de-sac postérieur d'une façon précoce. En 1896, au Congrès de Genève, il avait opéré 78 cas avec succès.

Les cas anciens de suppuration sont guéris dans la proportion de 15 °/ₒ.

Nous avons pu recueillir dans le service de M. Picqué, à l'hôpital Dubois, pendant 1896, 1897 et 1898, dix-huit cas de suppuration pelvienne avec treize succès et une mort par état cachectique très avancé. Les quatre autres cas ont nécessité une intervention radicale ultérieure et la colpotomie postérieure, dans ces quatre cas, avait été faite comme opération d'attente et avait notablement amélioré les malades.

M Hartmann cite au Congrès de Genève une statistique de malades opérées par lui :

22 colpotomies postérieures : 0 mort.

14 pour lésions suppurées.

6 pour hématocèles.

2 pour collections séro-fibrineuses du cul-de-sac postérieur; et, sur ce nombre, 21 sont restées complètement guéries après la simple incision du foyer inflammatoire.

M. Reynier a fait 6 fois l'ouverture et le drainage de la cavité purulente par le cul-de-sac postérieur. Il n'a eu aucune mort, mais il a été obligé de faire 9 fois l'hystérectomie consécutive et 4 fois la laparotomie.

M. Mangin, de Marseille, après avoir usé de la laparotomie pendant plusieurs années, l'a abandonnée d'une façon presque complète dans les cas aigus, lui reconnaissant une gravité bien supérieure à l'incision vaginale : 20 °/ₒ de mortalité d'un côté, pour une mortalité nulle de l'autre, dans des cas cliniquement comparables et souvent même plus graves :

Il a fait 193 opérations.

1° Infections ou suppurations graves :

9 laparotomies avec enlèvement de la poche ; 7 guérisons, 2 morts.

4 laparotomies sans enlèvement de la poche : 4 guérisons.

35 incisions vaginales : 1 mort chez une malade à infection généralisée au moment de l'intervention.

1 récidive chez une tuberculeuse.

2 fistules chez des malades indociles n'ayant pas accepté le drainage.

2 fistules intestinales spontanées guéries rapidement.

1 grossesse à terme.

2° Infections atténuées :

16 laparotomies : 16 guérisons opératoires, 1 mort un mois et demi après de tuberculose méningée.

3 hystérectomies vaginales : 3 guérisons.

4 enlèvements d'annexes par le vagin : 4 guérisons. 122 opérations conservatrices, 91 guérisons. 15 améliorations sérieuses, 10 améliorations moindres, 6 échecs, une malade réopérée par hystérectomie, deux, par laparotomies : guérisons.

Vingt-huit grossesses sur soixante-deux malades recherchant la maternité.

M. Goullioud, de Lyon, dit qu'il faut tenir compte de l'utilité de grandes incisions des poches purulentes et qu'on est en droit de compter sur des guérisons durables. Il en a observé 78 exemples suivis pendant des années et dans quatre cas il y eut grossesse.

Au Congrès français de chirurgie de 1889, il donne une statistique de 70 cas de débridement vaginal, avec un seul cas de mort, où la méthode pût être incriminée (péritonite consécutive à la rupture de la poche purulente).

Il donne plus tard une nouvelle série de 60 cas, dont aucun n'a été suivi de mort opératoire après l'incision vaginale. De ces 130 derniers cas, 79 étaient des collections suppurées.

M. Blanc, dans sa thèse, donne 19 observations de collections suppurées traitées par le débridement vaginal avec 15 guérisons définitives, trois améliorations notables et une mort par péritonite généralisée.

M. Richelot relate, dans son livre, six exemples de suppurations pelviennes dans lesquelles il a été guidé pour le choix de la méthode, une fois par la pusillanimité de la malade, une fois par la crainte de faire une opération plus longue et plus grave chez une fille qui avait des accidents cardiaques très sérieux, une fois par l'urgence absolue, la septicité extrême du pus et la gravité de l'état général, trois fois par la jeunesse des malades et la date rapprochée de l'accouchement. Il cite quelques années après, les observations de quatre malades qu'il opéra dans ces conditions parce qu'il s'agissait d'un état puerpéral récent.

M. Howard Kelly, de Baltimore, donne au Congrès de Genève, une statistique de 39 cas avec 15 guérisons complètes, 9 guérisons partielles, 4 non guéries, 5 récidives.

M. Delbet a obtenu dans 54 cas de débridement vaginal quatre morts : la statistique se décompose ainsi :

1° Pelvi-péritonite, 6 cas ; 6 guérisons ;

2° Phlegmons du ligament large. 24 cas : 16 guérisons, un état stationnaire, 4 morts, 2 récidives traitées ultérieurement.

3° Collection purulente (diagnostic incertain), 24 cas : 24 guérisons.

M. La Bonnardière donne le résumé de 80 observations de collections pelviennes traitées depuis près de 3 ans, dans le service de M. Vincent, par l'incision du cul-de-sac postérieur et toutes ces malades sont parties guéries ou en voie de guérison. Plusieurs malades étaient des récidives traitées la première fois par la méthode de Laroyenne ou l'incision sans drainage ; plusieurs malades avaient des poches secondaires ou multiples. Les salpingites étaient les collections pelviennes les plus fréquemment observées.

M. Monod, dans sa communication du 4 mai 1898 à la Société de Chirurgie, cite quelques cas qu'il a traités par l'incision vaginale :

4 ovaro-salpingites suppurées avec péri-salpingite séreuse : 4 guérisons.

21 cas d'ovaro-salpingites et péri-salpingites, l'une et l'autre suppurées : 10 guérisons sans incidents, 4 guéri-

sons après des complications, 2 insuccès et une mort à la suite de perforation du côlon transverse. Dans ces cas les collections étaient unilatérales.

Dans 4 cas de collections bilatérales il a eu 2 succès.

La thèse de M. Rosemblat renferme 16 cas de suppurations pelviennes de nature diverse, dans lesquels on a obtenu 14 guérisons et 2 insuccès.

M. Rodriguez, qui a fait sa thèse sous l'inspiration de M. Tuffier, publie 25 observations d'affections pelviennes avec 21 guérisons encore observées deux à trois ans après l'opération.

M. Sassi publie dans sa thèse 23 observations de malades, presque toutes du service de M. le Professeur Berger, traitées par la colpotomie postérieure, avec 16 guérisons, 2 améliorations, 2 grossesses consécutives, 1 mort à la suite d'accouchement prématuré, 2 morts de causes diverses.

CONCLUSIONS

1° La colpotomie postérieure a ses indications, mais il ne faut pas exagérer son rôle.

2° La colpotomie postérieure est une opération qui doit avoir sa place à côté de l'hystérectomie vaginale et de la laparotomie abdominale.

3° Quand elle est possible, et que ses indications sont nettement posées, elle constitue une opération en général bénigne, à la portée de tous les médecins.

4° La colpotomie est une opération éminemment conservatrice, parce qu'elle ne mutile pas la femme et lui permet de conserver ses annexes, indispensables à la fonction génitale. La fécondation reste possible.

5° Les indications de l'incision du cul-de-sac postérieur se posent nettement toutes les fois que la poche purulente est unilatérale, vient faire saillie dans le vagin, que cette collection soit ancienne ou récente.

6° L'état aigu et suraigu de l'affection, est la première indication formelle de ce procédé opératoire, que la suppuration siège dans le tissu cellulaire péri-utérin, dans les annexes ou dans le péritoine pelvien : car l'état général souvent grave de la malade ne lui permet pas alors, de supporter une intervention radicale, au cas même où celle-ci serait nécessitée par l'état avancé de la lésion.

7° La colpotomie postérieure est une bonne opération dans les salpingo-ovarites, quand les lésions tubaires ou ovariques n'ont pas encore atteint une gravité exceptionnelle ou une dégénérescence très prononcée.

8° Les incisions vaginales doivent être larges, et les débridements du cul-de-sac postérieur doivent avoir le plus d'étendue possible : les blessures des organes voisins seront facilement évitées en n'opérant pas à l'aveugle et en limitant l'incision, au cul-de-sac postérieur.

9° Un traitement post-opératoire rigoureux, un drainage en croix soigneusement établi, des lavages antiseptiques minutieux, permettront d'éviter les fistules et les rétractions de la poche purulente et d'assurer la guérison.

10° La colpotomie postérieure, excellente dans les cas précédents, devient insuffisante et manifestement inférieure à l'hystérectomie ou à la laparotomie, dans les cas de poches multiples et haut placées, dans les cas de bilatéralité des lésions ou lorsque les tissus sont trop profondément altérés.

11° L'incision vaginale postérieure, dans le cas d'incertitude du diagnostic, est une bonne opération exploratrice, en ce sens qu'elle permet de voir ce que l'on va faire et de décider si une hystérectomie ou une laparotomie s'impose.

12° Elle n'aura compromis en rien une intervention

ultérieure. Au contraire elle la facilitera, parce qu'elle améliorera l'état général de la malade et lui procurera des forces nouvelles pour supporter une opération radicale, que, par sa faiblesse et la septicité du pus de la poche, elle n'eût pu supporter d'emblée.

13° La guérison se maintient en général et la malade pourra reprendre son travail sans aucune gène ni souffrance.

OBSERVATIONS

Observation I

(Service de M. le docteur Picqué)

In La Gynécologie du 15 juin 1898

ABCÈS PELVIEN

Mme L... (Florine), 32 ans, entre, le 21 août 1897, dans le service de M. Picqué, à l'hôpital Dubois, pour un abcès pelvien à marche très rapide. Le mari avoue avoir contracté une blennorhagie, ce qui rend évidente l'origine de la lésion.

Ouverture spontanée dans le rectum. L'examen démontre l'existence, dans le cul-de-sac postérieur, et un peu à droite, d'une masse assez volumineuse accolée à l'utérus, douloureuse à la pression, et déprimant notablement le cul-de-sac.

Colpotomie postérieure. Issue d'une quantité assez abondante de pus.

Amélioration très manifeste.

Au bout de trois semaines, les douleurs ont cessé, la malade se considère comme guérie, et demande à quitter l'hôpital. Un nouvel examen démontre l'existence d'une induration, légèrement douloureuse à la pression. M. Picqué se propose donc de pratiquer l'hystérectomie ; au début de l'opération, il constate une des pentes assez spéciales de la vessie au niveau du col, pense que l'opération va être laborieuse, et se décide encore à tenter une colpotomie en la faisant beaucoup plus large que la précédente.

Le résultat est excellent, la tuméfaction disparaît, l'utérus redevient mobile.

La malade est venue six mois après.

Le résultat est maintenu.

Observation II

(Malade de ville de M. Picqué)

In La Gynécologie du 15 juin 1898

ABCÈS PELVIEN

Mme de B...., 27 ans, d'une excellente santé habituelle, une grossesse à terme il y a dix ans, n'a jamais éprouvé aucune irrégularité menstruelle.

Il y a deux mois, a ressenti subitement une douleur vive dans la fosse iliaque droite, attribuée à tort par son médecin habituel à une crise d'appendicite.

A ce moment, aucun examen utérin ne fut pratiqué, et les accidents cessèrent après deux ou trois jours de repos et sans laisser de trace.

Au bout de deux mois, juin 1897, cette dame fut reprise à nouveau des mêmes accidents. L'examen démontra l'existence d'une tumeur douloureuse, fluctuante et faisant saillie dans le cul-de-sac postérieur. Au même moment, la malade présente tous les signes généraux d'une infection grave.

Température élevée, anorexie complète. Insomnie.

Des circonstances particulières ayant empêché M. Picqué d'opérer cette malade, il la confia à un de ses collègues des hôpitaux, qui voulut bien, sur ses conseils, pratiquer une colpotomie simple qui donna accès à une quantité très notable de pus. Des lavages furent faits d'une façon très minutieuse par le docteur Macé. Cette dame guérit très rapidement.

M. Picqué a eu l'occasion de la revoir récemment. L'utérus présente une mobilité complète ; on ne sent aucune tuméfaction du côté des annexes, et à part quelques douleurs ressenties par la malade au moment des époques, on peut affirmer qu'elle n'a éprouvé depuis l'opération aucun trouble fonctionnel.

Observation III

(Service de M. le Docteur Picqué)

In La Gynécologie du 15 juin 1898.

Mme F....., Josépha, 30 ans, entre, le 22 février, dans le service de M. Picqué, à l'hôpital Dubois. Rien à noter dans ses antécédents héréditaires ou personnels. Pas de grossesse ni de fausses couches. Les règles ont toujours été régulières. Il y a quinze jours, au moment de ses époques, la malade a éprouvé un refroidissement. Depuis ce moment elle se plaint de douleurs dans le côté gauche et de phenomènes fébriles. Il n'existe aucun symptôme. Le médecin appelé fait le diagnostic d'hématocèle rétro-utérine et l'envoie à l'hôpital.

A l'examen pratiqué au chloroforme, on arrive sur une saillie fluctuante, qui occupe le cul-de-sac postérieur. Le col est refoulé derrière la symphyse et un peu à droite; il ne présente aucune modification de volume et de résistance.

La palpation bi-manuelle fait reconnaître, au niveau du cul-de-sac latéral gauche et remontant très au-dessus, une tumeur qui se continue avec celle constatée dans le cul-de-sac postérieur.

La pression abdominale exercée à gauche, se transmet dans le cul-de-sac; il est impossible de trouver le fond de l'utérus dans sa position normale.

Dans l'abdomen existe une tumeur plus grosse que la postérieure à droite, remontant à trois travers de doigt au-dessus de l'ombilic, de consistance très dure, mobile transversalement. Les mouvements qu'on lui imprime ne semblent pas se communiquer au col utérin.

Par contre, quand on essaye de remonter la tumeur et de la déplacer de la fosse iliaque, à laquelle elle n'adhère pas, ces mouvements entraînent nettement le col utérin.

M. Picqué admet donc l'existence à droite d'un fibrome utérin avec suppuration pelvienne.

Le 24 février, une incision est faite sur la paroi postérieure du vagin, qui fournit une quantité considérable de pus.

Le 29 mars, la tumeur a paru augmenter de volume et est devenue douloureuse à la pression.

M. Picqué se demande si, contrairement à l'opinion qu'il a d'abord formulée, il ne s'agirait pas d'une nouvelle collection tubaire à parois épaisses, ou s'il n'existerait pas près du fibrome un pyo-salpinx droit, inaccessible par la voie vaginale.

Laparotomie exploratrice le 29 mars. M. Picqué constate l'existence du fibrome et l'absence de tout pyo-salpinx droit.

M. Picqué renonce à l'ablation de ce fibrome, en se basant sur l'absence de troubles fonctionnels.

Examen bactériologique : dû à l'obligeance de notre ami le Dr Macé.

Ensemencement de liquide purulent, jaune verdâtre, puant, épais, créneux sur un tube de gélose et un de bouillon.

Au bout de 48 heures, l'ensemencement sur gélose est négatif et l'ensemencement sur bouillon aussi.

Réensemencement sur un tube de gélose et un de bouillon. Résultat négatif encore.

La malade quitte l'hôpital, complètement guérie, le 8 mai.

Observation IV

(Inédite. Personnelle)

(Service de M. Picqué)

Mme M..., Amélie, âgée de 27 ans, entre, le 19 septembre 1896, à l'hôpital Dubois, service de M. Tuffier.

M. Picqué, qui fait en même temps le service de M. Tuffier, absent, examine la malade.

Celle-ci souffre depuis quelque temps de douleurs intolérables siégeant dans l'aine et le flanc gauches principalement, et de là irridiant à droite et en haut.

Au palper et au toucher combinés, on sent dans le cul-de-sac postérieur une tumeur fluctuante venant faire saillie sous le doigt.

L'état général n'est pas très grave : mais la malade est affaiblie par les douleurs.

Le diagnostic porté est : pelvi-péritonite primitive à infection mixte.

Le 24 décembre on fait l'incision du cul-de-sac postérieur et l'on tombe sur la collection purulente siégeant dans le Douglas. L'on ouvre cette collection et l'on draine.

Les phénomènes généraux s'amendent, et lorsque M. Picqué voit, pour la dernière fois, cette malade, il considère que la guérison est en bonne voie.

Notre ami, M. le Dr Dujarrier, alors interne de M. Tuffier, nous dit qu'il a été obligé de faire un nouveau débridement de la poche qui se rétractait très rapidement. Il a exploré le Douglas et a senti les annexes un peu augmentées de volume, mais sans signes de suppuration. Cette rétraction de la poche n'a rien d'étonnant, étant donnée l'indocilité de la malade à accepter les soins post-opératoires que nécessitait son état.

Quelque temps après, un mois environ, la guérison est complète et cette dame quitte l'hopital.

Nous avons eu, nous-même, l'occasion de revoir maintes fois cette malade qui, tout récemment encore, ne se plaignait en aucune façon.

Observation V

(Inédite. Personnelle).

(Service de M. le docteur Picqué).

Mme M..., Eva, 51 ans, entre dans le service de M. le docteur Picqué à l'hopital Dubois, le 23 novembre 1896, pour des douleurs exaspérantes et lancinantes siégeant dans tout l'abdomen.

Les phénomènes généraux sont excessivement graves. Le faciès est terreux et la femme très cachectisée.

Son interrogatoire nous apprend que, depuis longtemps déjà, elle ressentait à l'hypogastre des douleurs vagues, irrégulières, durant peu, et qu'elle ne s'en plaignait pas trop.

Quand elle entre ici, elle est en pleine poussée aiguë.

L'on sent une grosse poche, bombant dans le cul-de-sac postérieur, avec un tissu d'induration tout autour.

Le 25 novembre, M. Picqué fait l'incision du cul-de-sac postérieur; il s'écoule de la poche un litre de pus jaunâtre, épais, fétide, et on établit le drainage.

M. Picqué ne comptait pas beaucoup sur l'efficacité de l'opération dans ce cas désespéré, et, en effet, la femme meurt le lendemain à la suite d'un état infectieux très grave.

OBSERVATION VI

(Service de M. le Dr Picqué)

in La Gynécologie du 15 juin 1896

Mme M..., Mélanie, 50 ans, entre, le 24 mai 1896, dans le service de M. Picqué, à l'hôpital Dubois.

Cette dame est atteinte d'un corps fibreux utérin de date très ancienne, mais qui n'a jamais donné lieu à aucun accident sérieux.

Récemment a été prise de douleurs vives dans le petit bassin, avec fièvre. Au bout de peu de jours, évacuation abondante du pus par le rectum, suivie d'une amélioration presque complète de tous les troubles accusés par la malade.

A son entrée à l'hôpital, on constate que l'utérus est immobilisé : dans le cul-de-sac postérieur existe une induration très douloureuse à la pression, mais pas fluctuante.

Le cul-de-sac postérieur est incisé : il s'écoule une notable quantité de pus. Drainages. Lavages.

Au bout de 15 jours, la guérison est complète. L'utérus fibromateux a repris sa mobilité.

M. Picqué a eu récemment des nouvelles de cette dame. La guérison s'est maintenue.

Observation VII

(Inédite)

(Service de M. le Dr Picqué)

Mme M..., Sophie, 23 ans, entre, le 25 juillet, à l'hôpital Dubois, service de M. Picqué, avec tous les symptômes d'une infection péritonitique assez avancée.

Il y a trois semaines on lui a fait un curettage, à Lariboisière, par suite de couches.

Elle arrive à Dubois, avec une collection volumineuse siégeant à gauche et plongeant dans le bassin. Le doigt introduit dans le vagin ne trouve aucun signe bien net, qui puisse permettre d'affirmer un diagnostic. En appuyant sur l'abdomen avec la main gauche, on fait descendre au contact du doigt vaginal, et très difficilement, une poche dont la fluctuation est perçue mais à travers une lame d'induration assez épaisse.

On incise le cul-de-sac postérieur, et on ne peut arriver jusqu'à la poche. Amélioration passagère.

La malade doit être laparotomisée et l'on trouve une pelvi-péritonite, à pus peu septique.

Observation VIII

(Inédite, Personnelle)

(Service de M. le Dr Picqué)

Mme B..., Madeleine, 20 ans, entre dans le service du Dr Picqué, à l'hôpital Dubois, le 13 mars 1896.

Elle se plaint de douleurs vives dans la fosse iliaque du côté gauche.

L'état général n'est pas mauvais, et on ne peut retrouver aucun antécédent qui nous permette de dépister le diagnostic de l'affection et sa pathogénie.

Au palper rien de bien net, sauf un point plus douloureux dans la région hypogastrique à gauche.

Au toucher, on sent à travers la paroi du vagin, assez haut et dans le cul-de-sac latéral gauche, une petite tumeur fluctuante, irrégulière et bosselée.

M. Picqué pose le diagnostic de salpingite suppurée gauche, et la malade est opérée le 19 mars par la colpotomie postérieure.

L'incision du cul-de-sac nous conduit sur une tumeur de la trompe gauche, que l'on ouvre et que l'on draine. Les suites opératoires furent des plus simples et la malade est sortie, complètement guérie, quelques jours après.

Observation IX

(Inédite)

(Service de M. Picqué).

Mme V..., Berthe, âgée de 44 ans, entre à l'hôpital Dubois. dans le service de M. Picqué, le 13 février 1897. Au moi de mai de l'année précédente, cette femme souffrait d'un abcès pelvien qui s'était ouvert spontanément, avait évacué une partie de son pus et s'était refermé. Cet abcès pelvien était consécutif fort probablement à une salpingo-ovariectomie droite pratiquée il y a 5 ans. Il avait dû rester un foyer inflammatoire méconnu, qui avait suppuré et qui avait été l'origine première de l'abcès pelvien, lequel à son tour s'était fistulisé.

Quand elle se présente chez M. le docteur Picqué, cette femme ne se plaint pas outre mesure, et la seule chose qui la gêne, c'est la persistance d'une fistule laissant écouler un pus fétide. Cependant l'état général est très mauvais; l'amaigrissement est extrême, les vomissements sont fréquents et il y a une perte de l'appétit presque absolue. Cet état infectieux continu mine cette femme, progressivement, sans beaucoup de douleurs.

Le 24 février, M. le Dr Picqué agrandit une ouverture spontanée siégeant au niveau du cul-de-sac postérieur, et il s'écoule une grande quantité de pus.

Il existait donc une cause nécessaire à l'entretien de cette fistule intarissable. La poche est soigneusement drainée et lavée.

Examen bactériologique fait par le Dr Macé :

Culture du pus. — L'examen direct décèle la présence de streptocoques ainsi que la culture sur gèlose.

Le 24 mars, la malade sort de l'hôpital, à peu près guérie, du moins fortement améliorée.

Observation X.

(Service de M. le Dr Picqué.)

(Inédite).

Mme B..., Aline, 24 ans, entre, le 12 juillet 1897, à l'hôpital Dubois, service de M. Picqué.

Cette malade a fait une fausse couche il y a quinze jours.

On a observé des phénomènes d'infection, qu'on a guéris par des lavages intra-utérins. L'utérus est revenu sur lui-même. L'état de la malade est satisfaisant.

Mais, depuis quelques jours, la fièvre s'est élevée, des douleurs très vives se manifestent dans la région abdominale. L'état général est assez mauvais.

A l'examen, on sent une tumeur, bombant dans le cul-de-sac de Douglas, et M. Picqué pose le diagnostic de suppuration pelvienne, expliquée par l'état puerpéral préexistant.

Le lendemain même, le 13 juillet (on n'avait pas à espérer une amélioration par le repos seul), M. Picqué pratique la colpotomie postérieure.

Tout d'abord, il fait une incision blanche; cependant, en

allant beaucoup plus haut, on arrive à effondrer une poche de pus. On établit un drainage.

La fièvre tombe le soir même. L'état général s'améliore avec une rapidité exceptionnelle, parce que l'on n'a pas hésité dans le choix de l'intervention.

Observation XI.

In communication de M. Monod. Soc. de ch. 4 mai 1898.

OVARO-SALPINGITE SUPPURÉE AVEC PÉRI-SALPINGITE SÉREUSE

T..., 30 ans. Il y a quatre ans, grossesse gémellaire, accouchement difficile, forceps. Accidents puerpéraux consécutifs. Depuis la malade souffre du ventre ; métrorrhagie ; leucorrhée. A plusieurs reprises, crises douloureuses (pelvi-péritonite ?) Etat de l'entrée (17 janvier 1896). Femme nerveuse, probablement éthylique. Se refuse presque à toute exploration comme trop douloureuse. On ne peut l'examiner que sous chloroforme.

Col utérin entr'ouvert. Corps refoulé à gauche et en avant. A droite de l'utérus et se prolongeant en arrière, masse qui l'environne, donnant au toucher une sensation de mollesse, presque de fluctuation.

Cette masse se sent aussi par le palper, en déprimant la paroi abdominale. De ce côté, elle est plus tendue, presque dure. Elle est peu mobile. Son volume est celui d'une grosse orange environ.

Opération (23 janvier). Incision postérieure, empiétant sur le cul-de-sac droit. Le vagin incisé, il ne s'écoule rien. Le doigt introduit dans l'ouverture vaginale sent. et le bistouri boutonné pénètre la masse qui est derrière, et d'où sort un liquide séreux abondant, coloré en rouge brun.

Le doigt, introduit dans la cavité ainsi ouverte, rencontre une masse mollasse qui ne peut être que la trompe légèrement tuméfiée. Pas de lavage. Deux drains. Examen du liquide. Stérile.

Suites. Simples. Chute immédiate de la fièvre et disparition des douleurs. Ecoulement séreux, abondant.

3 février. — On constate que cet écoulement est devenu purulent, ce qui oblige à maintenir le drainage.

5 février. — Beaucoup moins de pus ; suppression d'un drain.

9 février. — Suppression définitive de tout drainage.

Sortie le 17 février. — Tout est fermé.

Revue le 3 novembre 1896. — Culs-de-sac souples non douloureux.

Observation XII

In Communication de M. Monod. Soc. de ch. 4 mai 1898

COLLECTION SUPPURÉE UNILATÉRALE

M..., 37 ans. A la suite d'un accouchement en 1882, accidents nets de pelvi-péritonite ; puis tout rentre dans l'ordre. Cependant, depuis cette époque, la malade n'a jamais cessé de souffrir dans le ventre. Le 1er mars 1894, réapparition d'accidents de pelvi-péritonite.

Etat à l'entrée (12 mars 1894) Mauvais état général. — Fièvre, 40°. Vomissements. Ventre ballonné et douloureux. Les accidents aigus s'amendent par le repos et l'application de glace sur l'abdomen.

20 mars. — Il reste une masse pelvienne, à gauche et en arrière de l'utérus, nettement perçue par le palper abdominal combiné au toucher vaginal ; elle est peu mobile, fait corps avec l'utérus, est très dure. La fièvre persiste avec des exaspérations vespérales. Les jours suivants la masse péri-utérine semble se ramollir.

Opération 31 mars. Incision à l'union des culs-de-sac postérieur et gauche ; pus. Le doigt, introduit par l'incision vaginale, doit se porter très profondément pour pénétrer dans une cavité petite, à parois lisses, d'où s'écoule du pus fétide. Drains.

Examen du pus. Streptocoque et coli-bacille.

Guérison rapide. Sortie le 22 avril.

Revue en janvier 1895 ; les culs-de-sac sont souples, l'utérus mobile.

Observation XIII

In communication de M. Monod, Soc. de Chir., 4 mai 1898

COLLECTION SUPPURÉE UNI-LATÉRALE

D...., 24 ans. Depuis février 1896, la malade tousse ; hémoptysies, amaigrissement, douleur à droite, leucorrhée abondante.

Etat à l'entrée (12 octobre 1896). Mauvais état général. Fièvre. Par le toucher : masse volumineuse, remplissant les culs-de-sacs postérieur et latéraux, remontant dans la fosse iliaque droite, à trois doigts au-dessus du pubis. Au spéculum on découvre un petit orifice fistuleux sous le cul-de-sac postéro-latéral droit, d'où sort du pus, d'une odeur infecte.

19 octobre. — Incision du cul-de-sac postéro-latéral droit. Flot de pus entièrement fétide. Le doigt effondre alors péniblement une masse dure, collée au bassin. En forçant le trajet fistuleux avec une pince, on ouvre enfin une deuxième collecti très haut située, d'où s'écoule un flot de pus. On réunit les deux collections en déchirant. Drains.

Suites. — Chute immédiate de la température. L'état général devient rapidement satisfaisant ; l'écoulement purulent perd sa fétidité et se tarit.

14 novembre. — La cavité est comblée.

Sortie le 21 novembre. Les culs-de-sac sont souples ; pas de douleurs, sauf en un point en arrière et à droite, au niveau duquel persiste une très légère sensibilité au toucher.

Observation XIV

In communication de M. Monod. Soc. de Chir., 4 mai 1898

G..., 25 ans. Depuis cinq ans, métrite catarrhale. En septembre 1893, apparition brusque de douleurs dans le ventre, irradiant dans la cuisse gauche avec fièvre.

La malade entre dans un service de médecine, où on lui fait des injections vaginales. En novembre 1893, elle est prise, durant huit jours, d'hémorrhagies avec caillots ; le soir elle présente de la fièvre. Cet état symptomatique la décide à entrer à l'hôpital.

État à l'entrée (31 novembre 1893). — On constate que l'utérus est immobilisé par une double salpingite. Le repos ne donne aucune amélioration. En décembre et janvier 1894, la malade présente plusieurs poussées fébriles, avec douleurs dans le ventre.

23 janvier 1894. — On constate, sous chloroforme, l'existence de deux masses latérales, se prolongeant dans le cul-de-sac postérieur. Situées de chaque côté de l'utérus, elles le repoussent en avant et l'immobilisent. La masse gauche, la plus volumineuse, est grosse comme une orange ; elle paraît un peu fluctuante. Le toucher de ce côté avait toujours été très douloureux.

Opération : 23 janvier 1894. — Ponction, puis incision du cul-de-sac postérieur, donnant issue à un flot de pus non fétide. Le doigt pénètre dans une cavité. A gauche, attenant à la paroi de cette cavité, on sent une masse mollasse, dans laquelle le doigt ne parvient pas à pénétrer. On draine sans insister et sans savoir, par conséquent, si cette seconde masse, certainement constituée par l'annexe malade, est ou non suppurée.

Examen du pus. — Stérile.

Suites. — Guérison lente, la cavité s'évacuant mal. En février, poussées fébriles avec cortège douloureux. Cet état symptomatique disparaît après dilatation du trajet et large drainage. Le 15 mars, on supprime les drains. Injections quotidiennes. La suppuration est insignifiante. Le 25 mars, les règles apparaissent normales, non douloureuses.

Sortie le 2 avril.

La malade est revue en mai : culs-de-sac libres, accouchement normal en février 1897.

Observation XV

In thèse Rodriguez

SALPINGITE. — GUÉRISON DURABLE

La nommée F. M..., âgée de 20 ans, domestique, entre, le 21 octobre 1892, à l'hôpital Beaujon.

Depuis deux mois elle souffre dans le bas-ventre, du côté droit, avec irradiation dans la cuisse droite. Ces douleurs sont continues, mais avec des exacerbations surtout pendant la marche. Elle a eu trois crises très douloureuses. Le repos ne calme pas ses douleurs.

Pendant les premiers jours de septembre, en dehors de l'époque menstruelle, en même temps qu'elle avait une de ces crises, elle perdait ; elle a perdu du sang en caillots pendant un jour. Seconde crise du même genre, au commencement d'octobre.

Au moment de l'examen, la malade se plaint de la douleur qui persiste du côté droit.

Au toucher, on constate l'existence, dans le cul-de-sac postéro-latéral droit, d'une tumeur rénitente, sensible au toucher, lisse, séparée de l'utérus par un sillon. A gauche on sent par le toucher un cordon longitudinal, de la grosseur d'un porte-plume. Le col est petit, l'utérus appliqué contre la symphyse et douloureux au toucher. Le 25 octobre 1892, on pratique l'opération. Le cul-de-sac postérieur est incisé. Il en sort du pus : trois cuillerées à bouche environ, drainages et lavages selon le mode opératoire de M. Tuffier.

Sortie fin novembre 1892. Revue en janvier 1893. Souffre

encore un peu, surtout au moment des règles. Le coït est douloureux.

La malade est revue au mois de mars 1895. Elle dit avoir souffert encore pendant les 6 ou 8 mois qui ont suivi l'opération. Actuellement elle est très bien portante, sauf que ses règles viennent très irrégulièrement. Les rapports sexuels ne sont pas douloureux. Le toucher est également négatif.

Observation XVI

In thèse de Rodriguez.

PHLEGMON DU LIGAMENT LARGE. GUÉRISON. GROSSESSE ULTÉRIEURE.

L... L..., 29 ans blanchisseuse, se plaint, deux jours après ses couches, de vive douleur dans le bas-ventre, du côté droit. Elle a des frissons. La douleur est continue, mais avec exacerbations.

La malade entre à Beaujon, 40 jours après l'accouchement. Elle a vomi de la bile à plusieurs reprises.

La température est de 38°5, au moment de l'examen. A la palpation, on sent au-dessus de l'arcade de Fallope un plastron induré, d'une largeur de trois travers de doigt, occupant nettement la paroi abdominale droite; la fosse iliaque est libre. Par le vagin, on sent la même tumeur qui vient bomber fortement dans le cul-de-sac latéral droit.

La malade est opérée, le 22 février, sous chloroforme. Incision du cul-de-sac postérieur; il sort une grande quantité de pus franc. Drainage et lavages.

Les lavages sont continués tous les jours, jusqu'au jour de la sortie de l'hôpital, le 24 avril. Ce jour-là seulement également, on enlève les drains.

Il s'est écoulé du pus pendant quinze jours. Les souffrances de la malade ont considérablement diminué, et la convalescence s'est établie sans accidents.

Le 26 mai, la malade revient se faire examiner à l'hôpital Beaujon. Son état était excellent.

L'incision s'était complètement cicatrisée.

La malade a été revue en janvier 1895. Elle a eu ses premières règles, après sa sortie de l'hôpital, le 3 juin 1893. Les règles ont été très régulières jusqu'au 28 octobre 1894, époque à laquelle elle a eu ses dernières règles. Notre opérée a eu, à partir de ce moment, des vomissements pituitaires et alimentaires; son ventre a grossi. Par le toucher, on trouve un col mou, un utérus mobile, remontant de cinq travers de doigt au-dessus de la symphyse. Dans le cul-de-sac postérieur, on trouve une petite induration; dans l'épaisseur de la paroi vaginale, c'est le vestige de l'ancienne incision.

Observation XVII

In thèse de Sassi.

GROSSESSE CONSÉCUTIVE A UNE SALPINGITE.

F..., Théodoline, domestique, âgée de 28 ans, entre à l'hôpital, le 10 avril. Opérée le 13, par l'incision du cul-de-sac postérieur, d'une salpingite.

Elle sort le 13 juin.

Revue un an après, elle ne présente aucun signe de sa salpingite, ne souffre pas du ventre, n'a presque pas de pertes.

Elle est actuellement enceinte de 5 mois.

Observation XVIII.

In thèse de Sassi.

COLLECTION PURULENTE GUÉRIE. GROSSESSE CONSÉCUTIVE.

Mme X..., âgée de 25 ans.

Au mois de juin 1893, elle se plaint de douleurs dans le bas-ventre, perd en blanc et ses menstrues sont abondantes et très douloureuses.

On fait le diagnostic de collection purulente étendue du petit bassin. Par le toucher, en effet, on rencontre dans le cul-de-sac postéro-latéral gauche une énorme tumeur faisant saillie. Cette tumeur remonte presque jusqu'à l'ombilic. Le lendemain on fait l'incision vaginale postérieure. Il s'écoule une grande quantité de pus, on draine et on lave. Un mois après, la malade, complètement rétablie, commence à vaquer à ses occupations.

Revue trois ans après elle se porte bien. Elle a même mené une grossesse à terme. Son enfant est bien portant.

Observation XIX

In La Bonnardière. Ann. de Gyn., 1896

PÉRIMÉTRITE. — GUÉRISON MAINTENUE PENDANT PLUS DE DEUX ANS

Rose P..., entrée en janvier 1893.

Symptômes. — Périmétrite. Plusieurs foyers : un à droite, un à gauche, un dans le cul-de-sac postérieur.

Traitement. — Incision arciforme dans le cul-de-sac postérieur.

Résultats éloignés. — Revue en septembre 1895. Bonne santé depuis son départ. Pas de grossesse. Pas de douleurs abdominales. Elle est dévideuse et fait marcher sa machine sans difficultés.

Au toucher, utérus en rétroversion.

Observation XX.

In La Bonnardière. Ann. de Gyn., 1896.

PÉRIMÉTRITE

Hortense B..., entre en février 1893.

Symptômes. — Douleurs hypogastriques depuis un accouchement il y a 3 mois. Actuellement empâtement des culs-de-sac postérieur et latéral droit.

21 février. — Incision du cul-de-sac postérieur.

Evacuation d'un sang louche. Exploration, ouverture d'une deuxième poche, plus profonde, renfermant du pus grumeleux.

Drain en croix. — Lavages.

Le 8 avril la malade part guérie.

Observation XXI.

In La Bonnardière. Ann. de Gyn., 1896.

PELVI-PÉRITONITE SUPPURÉE

B...., 36 ans, entrée le 20 décembre 1894.

Symptômes. — Pelvi-péritonite post-puerpérale. Collection dans le cul-de-sac postérieur.

22 décembre. — Incision du cul-de-sac postérieur. Evacuation de pus. Lavage. Drain double à pavillon.

23 janvier.— On trouve une deuxième poche, peu volumineuse ; on l'incise. Evacuation de quelques gouttes de sang.

23 février. — La malade part guérie.

Revue en septembre 1895. — Bonne santé. Elle a notablement engraissé depuis son opération.

Quelques pertes blanches. Pas de douleurs abdominales. La marche, les rapports sexuels ne sont pas douloureux. Pas de grossesse depuis son départ de l'hôpital.

Observation XXII

(Service de M. Picqué)

In La Gynécologie du 15 juin 1898

MALADE AYANT SUBI L'HYSTÉRECTOMIE SECONDAIRE

Mme Ch...., Marie, 31 ans, entrée le 12 octobre dans le service de M. Picqué, à l'hôpital Dubois.

Plusieurs grossesses.

Elle souffre depuis longtemps du bas-ventre ; à l'examen bi-manuel l'utérus est immobilisé, le cul-de-sac présente une consistance ligneuse. Ils sont douloureux à la pression. La malade est dans un état prononcé de cachexie. Il y a de la fièvre le soir.

La colpotomie exploratrice reste négative au point de vue d'une collection purulente.

Le 25 octobre, M. Picqué pratique l'hystérectomie vaginale, qui présente les plus grandes difficultés.

Le décollement de la vessie se fait difficilement. Dans le décollement postérieur, on arrive sur une poche haut située au voisinage de la masse utérine. Il s'écoule une notable quantité de pus. Le fond de l'utérus, impossible à abaisser, est laissé en place.

Bien que le but de l'opération n'ait pas été atteint, M. Picqué s'applique, par cette voie élargie, à assurer un drainage suffisant pour l'écoulement des liquides. A sa sortie, la malade peut être considérée comme guérie. Mais elle n'a plus donné de ses nouvelles et nous ne pouvons dire si sa grossesse s'est maintenue.

Il eût été certainement préférable, dans ce cas, de recourir d'emblée à la voie abdominale.

Observation XXIII

(Service de M. Picqué)

In La Gynécologie du 15 juin 1896

MALADE AYANT SUBI L'HYSTÉRECTOMIE SECONDAIRE

La nommée B..., Elisa, 29 ans, entre, le 9 mai 1896, dans le service de M. Picqué, à l'hôpital Dubois.

Accouchée il y a 6 semaines : au dire de l'accoucheur, il existait un fibrome occupant l'excavation et qui a nécessité une application de forceps au détroit supérieur.

Au 11e jour, des phénomènes d'infection se manifestent ; pendant 3 jours, la température se maintient à 39°5.

Les accidents s'amendent, puis reparaissent, et la malade est alors soignée pour une grippe infectieuse ou pour fièvre typhoïde. C'est dans ces conditions qu'elle est amenée dans le service de M. Picqué.

L'examen démontre l'existence d'une collection fluctuante, occupant tout le petit bassin et faisant saillie dans le cul-de-sac postérieur. Réformant le diagnostic, porté au moment de l'accouchement, M. Picqué pense qu'il s'agissait non d'un fibrome, mais d'un kyste ovarique probablement dermoïde, qui s'était infecté au moment de la période puerpérale. Il admet donc l'existence d'un kyste ovarique suppuré, et il fit une colpotomie d'attente, ne pouvant songer à une intervention radicale, dans l'état extrêmement grave où se trouvait la malade.

L'incision donna raison au diagnostic porté par M. Picqué, il s'écoula cependant une quantité abondante de pus mêlé à des grumeaux jaunâtres.

L'état général s'améliora de suite, mais il persista une fistule dont l'existence démontrait la nécessité d'une intervention radicale qui fut pratiquée à la Charité par M. Ricard.

La malade guérit.

Observation XXIV

(Service de M. Picqué)

In La Gynécologie du 15 juin 1898

MALADE AYANT SUBI UNE HYSTÉRECTOMIE CONSÉCUTIVE

La nommée B..., Madeleine, 30 ans, entre, le 19 mars, dans le service de M. Picqué, à l'hôpital Dubois.

Cette malade présente les signes d'une salpingite suppurée gauche, faisant saillie sous le cul-de-sac postérieur.

La malade a de la fièvre et se plaint de douleurs vives. Une colpotomie donne issue à une quantité notable de pus. Drainage et lavage.

L'amélioration se produit rapidement, et il persiste à gauche une tuméfaction notable, et la malade se plaint encore de souffrir.

Le 14 avril, M. Picqué pratique dès lors une laparotomie, qui amène sur un kyste de l'ovaire gauche, présentant le volume d'une tête de fœtus contenant un liquide.

A droite, on trouve les annexes prolabées dans le cul-de-sac postérieur adhérent à l'utérus, et surtout au rectum; elles sont laissées en place. Pendant plusieurs mois, la malade s'est trouvée dans un état très satisfaisant. Elle a été, depuis, perdue de vue, et ce cas n'est signalé par M. Picqué que pour montrer la possibilité bien connue de deux lésions coexistantes et qui nécessitent une intervention secondaire.

Observation XXV

(Service de M. Picqué)

in La Gynécologie du 15 juin 1898

MALADE AYANT SUBI L'HYSTÉRECTOMIE SECONDAIRE

Mme de S..., Berthe, 34 ans, entre, le 25 avril, à l'hôpital Dubois, dans le service de M. Picqué.

Il y a cinq mois, la malade fut prise subitement, pendant la nuit, de douleurs très vives dans la fosse iliaque, simulant une crise d'appendicite, diagnostic qui fut d'ailleurs porté par le médecin appelé à l'examiner. Les jours suivants la malade continue à souffrir; mais au 6e jour après le début des accidents, la malade rend par le rectum une quantité considérable de pus. A la suite de cette ouverture, elle rendait tous les matins une quantité considérable de pus à la suite des lavements qu'elle prenait quotidiennement. Cet état a duré jusqu'à ces derniers jours, c'est-à-dire depuis 5 mois. Récemment, le médecin de la malade a reconnu une nouvelle poche faisant saillie dans le cul-de-sac postérieur. C'est dans ces conditions que le médecin nous envoie cette malade à l'hôpital.

Examen clinique. — On constate l'existence d'une tumeur volumineuse, surmontant le pubis de quatre travers de doigt, et douloureuse à la pression.

Dans le cul-de-sac vaginal, il existe une tuméfaction transversale et douloureuse également à la pression.

On ne peut isoler l'utérus de cette masse, et on ne trouve aucun sillon de séparation.

Opération (26 avril). La malade placée dans la position gynécologique et le col fixé, on voit sourdre du pus par le col utérin. Débridement bilatéral du col : on ne trouve pas l'orifice de cette fistule qui doit se trouver haut placée sur la face postérieure du col.

Renonçant à cette voie qui semble ne pas devoir donner un jour suffisant, M. Picqué fait la colpotomie par le procédé ordinaire. Il ne fait sortir par cette voie qu'une très petite quantité de pus. La poche doit être haut placée et M. Picqué ne croit pas devoir chercher plus haut, craignant d'ouvrir la cavité péritonéale.

Il pense qu'une hystérectomie vaginale sera nécessaire. Les suites opératoires sont très simples. L'amélioration est si considérable que la malade se croit complètement guérie et repousse toute nouvelle opération. Néanmoins il persiste toujours une tuméfaction notable.

M. Picqué prévint sa famille de la possibilité d'une nouvelle intervention. Il est probable qu'elle reviendra au bout d'un temps plus ou moins long.

La colpotomie, malgré l'amélioration, a été dans ce cas évidemment insuffisante.

Observation XXVI

(Service de M. Picqué)

In La Gynécologie du 15 juin 1898

MALADE AYANT SUBI L'HYSTÉRECTOMIE CONSÉCUTIVE

Mme X..., de Smyrne, vient à Paris pour demander une intervention radicale. Elle entre dans le service de M. Picqué, à l'hôpital Dubois.

Cette femme a déjà subi 3 colpotomies, faites sans succès par son médecin.

A son entrée dans le service, cette malade est dans un état de cachexie très prononcée et dans une fatigue extrême.

A l'examen, on trouve dans le cul-de-sac postérieur et à gauche, l'orifice fistuleux qui viendrait dans la poche; mais à droite, il existe une tumeur assez volumineuse et douloureuse à la pression.

M. Picqué a pratiqué d'emblée une laparotomie qui a permis de constater l'existence d'une salpingo-ovarite suppurée tout-à-fait indépendante de la poche précédemment incisée.

Ce voyant, il décide de faire ultérieurement une hystérectomie vaginale qui est suivie de plein succès et la malade retourne à Smyrne très bien guérie.

Observation XXVII

(Inédite)

(Service de M. Picqué)

MALADE AYANT SUBI UNE HYSTÉRECTOMIE ULTÉRIEURE

Mme R..., Marie, 43 ans, entre à la maison Dubois, service du Dr Picqué, le 13 juillet 1896.

Symptômes : Collection pelvienne probablement suppurée.

Le 15 juillet : incision du cul-de-sac postérieur et on ouvre une salpingite suppurée.

Légère amélioration, mais les signes objectifs ne disparaissent pas complètement : la femme accuse encore des douleurs et, peu de temps après, l'examen dénote une généralisation de l'infection. L'utérus est immobilisé dans les adhérences.

Le 8 août, M. Picqué fait l'hystérectomie à cause de ces suppurations multiples.

On tombe sur un utérus très faible ne s'abaissant pas et rendant l'opération très délicate.

L'utérus est successivement attaqué par la face antérieure, puis la postérieure ; celle-ci étant encore plus friable que l'antérieure, M. Picqué revient à l'antérieure.

Les suites de l'opération furent normales et la malade part guérie.

Observation XXVIII

(Service de M. Picqué)

MALADE AYANT SUBI L'HYSTÉRECTOMIE SECONDAIRE

Mme B..., Laure, 21 ans, entre à l'hôpital Dubois, dans le service de M. Picqué, le 19 août 1896.

A son entrée, cette femme nous dit qu'elle a été opérée antérieurement, en ville, d'une suppuration pelvienne, par l'incision du cul-de-sac postérieur.

La douleur qui s'était un peu améliorée a repris, et avec une fièvre assez intense.

L'examen nous fait découvrir l'orifice de deux fistules recto-vaginales, par où s'écoule un pus fétide et nous démontre l'existence d'une collection située sur la face postérieure de l'utérus.

A cause de cet état symptomatologique persistant, et pensant avec raison que ces fistules persisteront tant qu'on n'aura pas enlevé la cause première, M. Picqué entreprend, le 29 août, une hystérectomie vaginale.

L'opération s'est effectuée dans de très bonnes conditions. Rien à signaler, la malade est partie guérie.

Un examen bactériologique avait donné un pus stérile. Ainsi on voit ici que la colpotomie, qui avait été insuffisante, n'a pas compromis le succès de l'hystérectomie.

Observation XXIX (résumée)

(Inédite)

(Service de M. Picqué)

Mlle R...., Julienne, entre dans le service de M. Picqué, à l'hôpital Dubois, le 4 janvier 1897.

Symptômes de suppuration pelvienne à la partie postérieure du corps utérin, et on décide une colpotomie exploratrice.

Le 12 janvier, incision du cul-de-sac postérieur ; on évacue une très grande quantité de pus.

En fouillant la poche, on sent un utérus immobilisé au milieu d'un bloc d'adhérences. L'hystérectomie est donc devenue nécessaire et on la remet à plus tard lorsque les phénomènes généraux se seront amendés et que la malade sera en état de la supporter.

Observation XXX

In thèse Rosemblat, due à M. Reynier.

MALADE AYANT DÛ SUBIR L'HYSTÉRECTOMIE CONSÉCUTIVE.

Malade, âgée de 30 ans, opérée en 1890, pour un énorme pyo-salpinx (près d'un demi-litre de pus) par l'incision du cul-de-sac postérieur vaginal. Cette collection purulente est abordée par le vagin, parce que : 1° elle bombait de ce côté ; 2° la voie vaginale offrait une voie d'écoulement déclive et 3° l'opération était moins sérieuse, ce qui, vu l'état précaire de la malade, avait une grosse importance, les températures élevées l'ayant fortement déprimée.

Malgré une ouverture très large, malgré des pansements, des lavages répétés de la poche et très soigneusement faits, la suppuration continuant encore trois mois après, une hystérectomie vaginale a été faite qui montra pourquoi on ne pouvait pas réussir par l'incision vaginale à tarir cette suppuration.

En enlevant l'utérus, M. Reynier ouvrit des poches purulentes situées de chaque côté de l'utérus et au-dessous, poches qui ne se vidaient que très incomplètement et difficilement par la voie qui a été créée auparavant. L'hystérectomie a été suivie d'un succès complet : toute suppuration disparut définitivement, la malade ayant été suivie pendant plus de 5 ans.

Cette observation, qui est un insuccès de l'incision vaginale, montre que celle-ci était la seule possible au commencement, vu l'état général précaire de la malade ; elle a été faite comme opération de nécessité, aucune autre plus sérieuse n'ayant pu être tentée ; elle a permis d'intervenir ultérieurement par l'hystérectomie vaginale et de la faire dans des conditions plus favorables.

Observation XXXI (résumée).

In Rosemblat due à M. Reynier.

Malade de 18 ans, ayant une salpingo-ovarite purulente, suite de blennorrhagie, entrée à Tenon, le 10 juin 1893 ; à gauche, ellle avait une masse énorme, grosse comme la tête d'un fœtus, bombant dans le vagin.

Etant donné l'âge de la malade, M. Reynier fait un débridement vaginal, qui donna issue à une notable quantité de pus.

Un mois après, elle quittait le service, ayant encore une fistule qui donnait du pus, et on sentait encore du côté gauche de l'utérus, une masse formée par les annexes et l'épiploon, et qui donnait du pus quand on la pressait.

La malade n'est jamais revenue, mais il est fort probable qu'elle a été dans un autre service se faire opérer à nouveau.

L'incision du cul-de-sac postérieur vaginal a été faite

dans ce cas, évidemment, comme opération d'attente ou d'essai vu l'âge jeune de la malade.

Nous croyons que la fistule est un peu due à ce que Mr Reynier a fait le simple débridement selon le procédé de Laroyenne.

Observation XXXII.

(Personnelle)

Mme Ch... rue Caulaincourt, 48 ans, couturière, ne présente dans ses antécédents qu'une syphilis à l'âge de 23 ans, syphilis qui a laissé comme trace une disparition de la luette.

En 1893, elle commence à se plaindre de troubles variés dans le ventre, revenant tous les ans et durant un mois, troubles que la malade rapporte à un refroidissement dû au changement de saison.

Elle nous raconte que son mari a eu deux fois des écoulements blennorrhagiques.

Vers le 5 mai 1898, elle se plaint de troubles dans le ventre très accentués, constipation et douleurs irradiées surtout dans le côté gauche ; la malade paraît très fatiguée ; elle ne présente rien dans les organes thoraciques. Pas de température et elle se refuse à un examen génital.

Le 10 mai, nouvel examen, la malade a de la fièvre depuis trois jours, les douleurs sont beaucoup plus violentes ; elles ne revêtent cependant pas le caractère lancinant. La malade n'a eu ni vomissements, ni diarrhée. Faciès terreux d'une femme fortement touchée.

A l'examen du ventre, on trouve une tuméfaction de la grosseur d'une orange, surplombant la branche horizontale du pubis droit et provoquant du ténesme vésical.

Au toucher le col est reporté sous la symphyse pubienne et difficile à atteindre. Il existe, dans le cul-de-sac postérieur et se prolongeant à droite, une grosseur du volume d'un œuf de poule, douloureuse au toucher, fluctuante, collection qui communique sûrement avec la collection reconnue par le palper abdominal.

Opération le 11. — La malade a 39°4 le matin. M. Picqué fait une incision du cul-de-sac postérieur selon sa propre technique. Issue d'une quantité considérable, un litre environ, d'un pus très fétide, jaune, brunâtre.

Lavage vaginal, drainage.

La malade, actuellement, se lève. Il s'écoule encore la valeur d'un dé à coudre de pus par jour, pus qui ne sent plus rien.

On ne trouve aucune tuméfaction dans le ventre. L'utérus est bien mobile et non douloureux. La malade n'a jamais présenté de température depuis l'intervention.

Elle est soumise aux bains de siège et aux injections prolongées de 20 minutes, et tout fait prévoir qu'il n'y avait qu'une poche qui est en train de se réparer, et que la malade va guérir dans un délai très restreint.

Observation XXXIII

J. M. Bouilly, Bull. de la Soc. de chirurgie 1890 (résumée).

En juillet 1880, rentre à la maternité de Cochin, une femme de 30 ans se plaignant depuis longtemps de douleurs dans le flanc et présentant une rétroflexion irréductible des signes non douteux de salpingo-ovarite suppurée à gauche et de salpingo-ovarite droite moins avancée.

Examen sous chloroforme : tumeur fluctuante qui est accessible dans le cul-de-sac gauche.

Opération. — La collection, immédiatement, est ponctionnée, incisée, lavée et drainée; il sort environ un demi-litre de pus; la poche est complètement affaissée après l'évacuation (26 juillet).

Soulagement immédiat, et, dans les jours suivants, l'état général redevient très bon. Il n'existe plus aucune douleur à gauche; il n'y a que le côté droit qui reste douloureux et dont se plaigne la malade.

Le 16 août, le drain tombe de lui-même et n'est pas remis en place; le 27, il y a un peu de douleur à gauche; au spéculum, l'incision se montre accolée par ses lèvres et non tout-à-fait cicatrisée. En écartant les bords à l'aide d'une pince, il s'écoule un peu de sang et de pus ; un léger écoulement purulent persiste encore dans les premiers jours de septembre et se tarit vers le 10.

Le toucher vaginal indique à cette date un empâtement douloureux à droite, formé par les annexes enflammées, la disparition complète de tous les signes à gauche.

Suites. — Cette malade revient, mais on constate la persistance, avec amélioration, de la salpingo-ovarite droite et la guérison complète et maintenue de cette même lésion à gauche. La vie ordinaire et les occupations ont pu être reprises malgré cette sensibilité à droite.

L'intervention a donc donné le plus favorable résultat chez cette femme vraiment invalide auparavant.

Observation XXXIV.

(Inédite)

(Service de M. Picqué)

Mme Clémence L....., 20 ans, entre à l'hôpital Dubois, en avril 1897, avec température depuis 8 jours. Il existe dans le cul-de-sac postérieur une tuméfaction assez élevée, et qui a apparu il y a quelques jours. Cette tuméfaction est très douloureuse au toucher.

Le col de l'utérus est légèrement reporté en avant ; il est difficile de reconnaître exactement la situation du corps utérin à cause des douleurs de l'examen.

Opération. — Incision, suivant les règles, d'une collection peu abondante, séro-purulente, et dont la quantité ne répond pas aux prévisions cliniques.

M. Picqué introduit prudemment le doigt dans l'orifice, et sent une seconde poche saillante, qu'il ouvre avec le doigt.

Drainage et pansements les jours suivants.

Part très améliorée. Revient à la maison Dubois, 3 mois après et ne se plaint plus.

L'utérus a conservé sa mobilité.

Observation XXXV

La Mangia : Nouv. Arch. d'Obst. et de Gyn., 1894, p. 51.

Mme P... nous appelle en juin 1891 pour une poussée inflammatoire de la trompe droite datant de deux mois environ.

Au toucher, on perçoit une masse indurée développée à droite et immobilisant l'utérus. La malade ayant encore chaque jour de la fièvre, on se décide à aller à la recherche d'une collection purulente, qui doit manifestement exister au milieu d'exsudats.

L'état général étant très mauvais on ne peut songer à une laparotomie. Une ponction avec le petit trocart de l'aspirateur Potain ne donne que du sang ; malgré cela, nous faisons une large incision dans le cul-de-sac postérieur, et nous avançons guidé par le doigt au milieu des exsudats jusqu'à une poche de la grosseur d'un petit œuf, qui est ouverte et tamponnée. Suites très simples ; 15 jours après, la malade se levait.

Un an et demi après, la femme accouche d'un enfant à terme, chétif. Cet enfant est mort par la faute de sa mère qui l'allaita malgré un abcès au sein.

Actuellement, l'utérus est très mobile, on ne sent plus rien à droite.

APPENDICE

Nous croyons pouvoir ajouter à nos Observations, et pour nous en servir comme pièce justificative de la valeur de la colpotomie postérieure, cette statistique de 30 cas d'incision du cul-de-sac postérieur, recueillis par W. Abbott de Minneapolis.

Extrait de : *The American Gynæcological and Obstetrical Journal*. New-York, 1897, T. X. p. 285-294.

30 CAS D'[illegible] OPÉRÉS, ENTRE LE 1er JUILLET 1895 ET LE 1er JUILLET 1896

par le moyen de l'incision vaginale et du drainage

CAS	RAPPORTÉS PAR	NOM	DATE DE L'OPÉRATION	CAUSE DU MAL	ÉTAT DU PELVIS DÉTERMINÉ PENDANT L'OPÉRATION	DÉTAILS DE L'OPÉRATION	DURÉE ET CARACTÈRE DE LA CONVALESCENCE	ÉTAT ACTUEL	SOMMAIRE		
									MORT	GUÉRISONS	AMÉLIORATIONS
			1895								
1	A. W. Abbott.	Mad. P.	1er juillet	Gonorrhée.	Trompe droite, renferme six onces de pus; à gauche, normale en apparence.	Section vagin. postér. Evacuation du pus. Drain de gaze. Pas d'irrigation.	Ni élévat. de températ.; ni douleur. La patiente ne veut pas garder le lit.	Santé parfaite.		Oui.	
2	Dr Hunter.	Mad. P.	27 juillet	?	Adhér. très fermes. Utérus, ovaires et trompes réunis. Petit abcès subovarien à droite. Grande quantité d'exsudat fibrineux mou dans le sac de Douglas.	Section vagin. postér. Adhérences séparées autant que possible. Irrigation. Drain de gaze.	Repos au lit pendant 15 j. Vomissements pendant 10 jours, prolongés par suite d'un trouble gastrique invétéré	Utérus mobile, mais pas complètement. Ovaire droit grand mais pas tendre. Pelvis normal en apparence.			Amélioration.
3	Dr Thomas.	Mad. M.	6 août	Gonorrhée.	Double abcès tuboovarien. Kyste inflammatoire dans la poche de Douglas. Partout des adhérences. État de la patiente, désespéré; elle n'avait pu supporter la [illegible].	Section vagin. postér. Divis. des adhérences. Evacuation des cavités des abcès et du kyste. Irrigation, drain de gaze.	Repos au lit pendant 10 j., avec un peu de fièvre; 102° F. par moments; après deux mois, forte rechute au côté gauche. Drainage à nouveau.	Utérus mobile. Absen. de menstrues pendant 1 an. Rien d'anormal dans le pelvis. Santé robuste. Travaille beaucoup.		Oui.	
4	Dr [illegible]	Mad. B.	19 août	Gonorrhée.	Deux attaques préalables de péritonite pelvienne. Pus aux deux côtés; la collection [illegible]	Section vagin. postér. Adhérences pas bien séparées. Irrigation des cavités de pus et drainage avec gaze.	Quitte l'hôpital 18 j. après l'opération. Un peu de douleur; mais pas d'élévation de la température pendant 3 mois.	Rien d'anormal dans le pelvis. La patiente est forte et bien portante. Elle travaille [illegible] l'hôpital.		Oui.	
5	Dr Rochford.	Mlle C.	20 sept.	Gonorrhée.	[illegible] Trompes [illegible] pus.	Section vagin. postér. Séparation des adhérences. Irrigation. Drain de gaze.	Quitte l'hôpital 3 semaines après. Souffrant par la fistule laissée par l'opérateur pour 2 mois.	[illegible]			
6	A. W. Abbott.	Mad. S.	13 sept.	Gonorrhée.	Rétroflexion et adhérence de l'utérus. Salpingite et ovarite purulentes. Patiente très faible.	Section vagin. postér. Séparation des adhérences. Drain de gaze sans irrigation. Opération d'Alexander.	Quitte l'hôpital au bout d'un mois. Pendant quelques semaines, fortes douleurs abdominales.	Pelvis normal. Utérus dans position normale. Pas de douleur pelvienne. « Je vais mieux que jamais » m'écrit la patiente.		Oui.	
7	A. W. Abbott.	Mad. B.	17 sept.	Gonorrhée.	Gon. depuis 15 jours. Les deux trompes dilatées par du pus. Plusieurs kystes inflammatoires. Adhérences partout, mais faciles à séparer.	Section vagin. postér. Evacuat. des kystes et des trompes. Lavage des trompes. Drainage.	Quitte l'hôpital au bout de 15 jours. Convalescence rapide.	Pelvis normal. Santé robuste. Travail dur.		Oui.	
9	Dr Rochford.	Mad. S.	24 sept.	?	Rétroflexion de l'utérus. Adhérenc. fermes et étendues. Trompes épaissies et très fermes. Ovaires entourés d'adhérences.	Section vagin. postér. Séparation des adhérences. Drain de gaze sans irrigation. Opération d'Alexander.	Quitte l'hôpital 24 j. après. Convalescence facile.	Pelvis normal. Utérus dans position normale. Travail dur et santé parfaite.		Oui.	
9	Dr Rochford.	Mlle D.	28 sept.	Gonorrhée.	Péritonite générale, bénigne. Petit abcès tuboovarien à droite. Rétroflexion de l'utérus avec écoulement purulent. Adhérences très denses.	Section vagin. postér. après curettage de l'utérus. Séparat. des adhér. Forte torsion de l'ovaire droit, qu'on laisse en place. Drain de gaze.	Quinze jours à l'hôpital. Convalescence facile.	Pelvis normal. Utérus dans position normale. Augmentation du poids de 20 livres. Santé parfaite.		Oui.	
10	A. W. Abbott.	Mad. C.	6 octob.	?	Péritonite générale. Auparavant, plusieurs attaques. Pus dans les deux trompes et plusieurs autres foyers de pus.	Sect. vagin. postér., ouverture des cavités du pus et rupture des cloisons aussi loin que possible. Drain de gaze.	Quitte l'hôpital au bout de 15 jours pour la Californie, contrairement à l'avis du médecin. Se rétablissait rapidement.	Rechute au bout de 2 mois.			Inconnue

CAS	RAPPORTÉS PAR	NOM	DATE DE L'OPÉRATION	CAUSE DU MAL	ÉTAT DU PELVIS DÉTERMINÉ PENDANT L'OPÉRATION	DÉTAILS DE L'OPÉRATION	DURÉE ET CARACTÈRE DE LA CONVALESCENCE	ÉTAT ACTUEL	SOMMAIRE		
									Morts	Guérisons	Améliorations
11	Dr Nelson	Mad. H.	26 octob.	Gonorrhée	Pus dans les deux trompes et d'autres petites cavités de pus. Kyste inflammatoire dans le Douglas. Attaque aiguë. Température, 103 F.	Sect. vagin. postér., Évacuation du pus et du sérum. Drain de gaze sans irrigation.	La convalescence commence immédiatement. Tempér. normale dès le 2e jour. Repos au lit pendant 10 jours.	Excellente santé.		Oui	
12	A. W. Abbott	Mad. J.	11 nov.	?	Double hydrosalpynx. — Adhérences très étendues, bien que peu très fermes.	Sect. vagin. postér., séparation des adhérences. Évacuation du liquide. Drain de gaze.	Se remet peu à peu en l'espace de 3 semaines, de façon à pouvoir reprendre ses occupations de ménagère.	Santé parfaite.		Oui	
13	A. W. Abbott	Mlle G.	12 nov.	?	Rétroversion de l'utérus. Ovarite et salpingite chroniques. Vieilles adhérences fermes et étendues.	Sect. vagin. postér., séparation des adhérences. Drain de gaze sans irrigation.	Garde le lit 8 jours. Guérison rapide.	Utérus dans position normale. Travail très dur.		Oui	
14	Dr Piffet	Mad. P.	15 nov.	Gon. septique	Cas désespéré. Patiente absolument infectée. A droite, abcès pelvien gros comme une noix de coco ; à gauche, abcès gros comme une orange. Ovaires englobés dans les deux abcès. D'autres petites cavités de pus.	Sect. vagin. postér., Tout le pus évacué. Rupt. des cloisons. Fistule accidentelle par rupture dans le rectum. Irrigation et drain de gaze.	Convalescence retardée de 3 ou 4 mois par abcès secondaire, au-dessus du ligament de Poupart, ainsi que par hémorrhagie intestinale. Garde le lit 3 semaines.	Santé excellente. Fistule fermée.		Oui	
15	Dr Laliberté	Mad. R.	18 nov.	Gonorrhée	Double salpingite chronique. Kyste inflammatoire [illegible]	Sect. vagin. postér., Divis. des adhérences. Kyste et hématome [illegible] Drain de [illegible]	Guérison rapide. [illegible]	Santé parfaite, malgré une nouvelle attaque de gonorrhée en juillet 1896. [illegible]		Oui	
[illegible]	[illegible]	[illegible]	[illegible]	[illegible]	[illegible] tout affecté en noir. — Adhérences très générales.	[illegible] pus évacué. Drain de gaze sans irrigation.	[illegible] fièvre et de douleur un mois après, guérie par le repos.	[illegible]			
17	A. W. Abbott	Mad. M.	23 déc.	?	Rétroflexion de l'utérus. Salpingite et ovarite chroniques. Petit myome attaché au rectum et à l'utérus.	Sect. vagin. postér., Division des adhérences. Myomectomie. Drain de gaze.	Reste 3 semaines à l'hôpital. Pas de fièvre.	Pelvis normal. Travail dur de ménagère avec nombr. famille.		Oui	
18	Dr Cotte	Mad. M.	26 déc.	Gonorrhée	Double salpingite. Kystes inflammatoires et adhérences étendues, mais faciles à rompre.	Sect. vagin. postér., Division des adhérences. Évacuation des kystes. Drain de gaze.	Quinze jours. Rechute en juillet 1896, nécessitant une seconde incision.	Bonne santé. Travail de ménagère.		Oui	
19	Dr Laliberté	Mad. C.	1896 7 janv.	?	Cas désespéré. Depuis six mois au lit. Les deux trompes pleines de pus. La droite présente à sa paroi supérieure une masse caséeuse, vieille. Adhérences partout.	Sect. vagin. postér., les trompes évacuées lavées et drainées avec de la gaze. Excision de la masse caséeuse.	Six mois, par suite d'un abcès secondaire au-dessus du ligament de Poupart. Il eût mieux valu faire l'hystérectomie vaginale.	Santé génér. bonne. Pelvis normal à l'exception de la fistule de l'abcès second. qui n'est pas encore fermée. Travail de ménagère.		Oui	
20	Dr Weston	Mad. J.	10 janv.	Gonorrhée	Trompe droite remplie de pus liquide. La gauche n'en contient que quelques gouttes. Gonocoques dans les cellules provenant des parties de trompes sans pus. Infection par le mari 10 jours auparavant.	Sect. vagin. postér., Trompes lavées avec une solution de bichlorure et drainées avec de la gaze.	Quinze jours à l'hôpital, ni fièvre, ni douleur.	Santé parfaite. Travail dur.		Oui	
21	Dr Stone.	Mlle C	13 janv.	?	Salpingite chronique. L'ovaire droit contient de grands hématomes et adhère au rectum. Le gauche est kystique et contient également un grand hématome.	Section vagin. postér. Division des adhérences. Évacuation des kystes et hématomes. Drain de gaze sans irrigation.	15 jours au lit. Convalescence lente.	Santé bonne Augmentation de poids. La patiente est toujours sur pied, mais n'en souffre pas. Utérus mobile.		Oui	

CAS	RAPPORTÉS PAR	NOM	DATE DE L'OPÉRATION	CAUSE DU MAL	ÉTAT DU PELVIS DÉTERMINÉ PENDANT L'OPÉRATION	DÉTAILS DE L'OPÉRATION	DURÉE ET CARACTÈRE DE LA CONVALESCENCE	ÉTAT ACTUEL	SOMMAIRE		
									MORTS	GUÉRIES	AMÉLIORATIONS
			1896								
22	Dr Sweet.	Mad. S.	14 janv.	?	Salpingite chronique. Trompe et ovaire gauches intimement unis entre eux et au côté gauche du Douglas. Au côté droit les adhérences sont moins fermes.	Section vagin. postér. Division des adhérences. Drain de gaze sans irrigation.	Un mois au lit. Convalescence un peu lente.	Santé bonne. Augment. rapide de l'embonpoint. Menstrues une ou deux fois depuis l'opération.		Oui.	
23	Dr Sweet.	Mad. F.	15 janv.	?	L'ovaire droit et l'extrémité ciliée de la trompe droite adhérent au fond du sac de Douglas. L'ovaire droit est enveloppé dans l'exsudat dense. La trompe et l'ovaire gauches se trouvent dans le même état, mais plus haut.	Section vagin. postér. Ovaires dégagés de l'exsudat. Division des adhérences des trompes. Les organes sont tamponnés très haut avec de la gaze.	Quitte l'hôpital au bout de 15 jours Après la convalescence, prostration légère provenant d'une violente attaque de bronchite.	Pelvis normal. Plus de douleurs comme jadis.		Oui.	
24	Dr Holt.	Mad. R	21 janv.	Gonorrhée	L'exsudat s'étend à travers le pelvis et jusqu'à 2 pouces de l'ombilic. La relation exacte avec les annexes n'est pas établie. Abcès dans le pelvis droit, 1 pinte de pus infect, 4 onces de pus dans l'abcès gauche. Cas désespéré. Sepsis déjà, vomissements de la patiente.	Section vagin. postér. Les abcès sont ouverts et drainés avec de la gaze, sans irrigation.	Un mois à l'hôpital. La patiente revient 2 mois plus tard avec un abcès pointant dans la ligne médiane, en dessous du nombril. Drain de gaze.	Santé robuste. Utérus mobile.		Oui.	
25	Dr Weston.	Mad. B.	28 janv.	Gonorrhée	Utérus maintenu en rétroflexion par des adhérences denses. Kyste inflammatoire dans la poche de Douglas. Abcès tubo-ovarien à droite. [illegible]	Section vagin. postér. Division des adhérences. Évacuation du pus. Drain de gaze sans irrigation.	15 jours à l'hôpital. Convalescence rapide.	Santé robuste. Travail dur.		Oui.	
[illegible]	[illegible]	[illegible]	[illegible]	[illegible]	[illegible] onces de pus. Trompe droite. 1 once de pus. La trompe et l'ovaire gauches intacts.	[illegible] Évacuation du pus. Irrigation. Drain de gaze.	[illegible]	[illegible]		[illegible]	
27	Dr Weston.	Mlle D.	31 janv.	Gonorrhée	Prostituée. A eu précédemment de fréquentes attaques de gonorrhée. Abcès dans la poche de Douglas, 4 onces. Adhérences trop denses pour être séparées. La relation de l'abcès avec les trompes et l'état des trompes et des ovaires ne peut être établie.	Section vagin. postér. Ouverture de l'abcès. Irrigation. Drain de gaze.	10 jours à l'hôpital.	Se trouvait bien le 1er Sept. 1896 Rien de précis sur l'état du pelvis.		Oui.	
28	A. W. Abbott.	Mad. M.	23 févr.	?	Prolapsus et adhérence des ovaires et des trompes. Petit myome attaché au fond (fundus) et à la paroi rectale.	Section vagin. postér. Division des adhérences. Myomotomie. Drain de gaze.	15 jours à l'hôpital.	Santé bonne. Vaque aux occupations ménagères		Oui.	
29	Dr Gebben.	Mad. B.	28 févr.	?	Exsudat épais vieux entre l'utérus et le rectum. Trompe et ovaire droits enveloppés dans cet exsudat. Fluctuations profondes.	Section vagin. postér. Dégagement de l'ovaire et de la trompe droits. Masse au-dessus, maintenant apparente Ponction de celle-ci, mais pas de pus. Dr. de gaze.	6 jours après l'opération, s'échappent subitement 6 onces de pus ; puis convalescence très rapide.	Santé bonne, à l'exception d'une arthrite rhumatoïde chronique. Pelvis normal.		Oui.	
30	Dr Legault.	Mad. M.	26 juin.	Gonorrhée	Abcès aux deux côtés du pelvis englobant les trompes et les ovaires. Adhérences fermes et étendues.	Section vagin postér. Évacuation du pus. Drain de gaze.	Amélioration rapide. Au bout de 2 mois, récurrence de fièvre, de douleurs et d'exsudat.	Hystérectomie vaginale, oct. 1896			Oui.

BIBLIOGRAPHIE

A.-W. ABBOTT. — American gynœcological and obstetrical journal, 1897.

ADENOT. — Discussion au Congrès de Genève 1896, in Semaine Gynécologique, 8 sept. 1896.

AUDIAU. — Contribution à l'étude du traitement opératoire des annexites. Thèse de Paris, 1896-97.

AUVARD. — Traité de Gynécologie, 1884.

BAUDRON. — De l'hystérectomie vaginale, appliquée au traitement chirurgical des lésions bi-latérales des annexes de l'utérus. Th. de Paris, 1894.

BAUMGARTNER. — Die operation der parametrische abscess, Berlin klin. Woch. 34, 26 août 1891.

BÉTRIX. — Un cas de grossesse consécutive à la guérison par ponction d'une double collection tubaire (Congrès de Rome 1894), in Ann. de Gynécologie, 1894.

BOIFFIN. — Traitement des suppurations pelviennes : indication des différentes méthodes. Assoc. fr. de Chir. Procès-verbal. Paris 1893, VII, pages 598-617.

BONNECAZE. — Valeur et indications de l'incision vaginale, appliquée à l'ablation de certaines petites tumeurs de la trompe et de l'ovaire. Thèse de Paris, 1889.

BONNET. — Traitement chirurgical des suppurations pelviennes. Gazette des Hôpitaux, 1892.

— Des salpingo-ovarites enkystées dans un foyer de pelvi-péritonite et leur traitement par la voie vaginale. Thèse de Lyon, 1894.

BOUILLY. — Sur la pathogénie des affections péri-utérines. Semaine Gynécologique, 4 février 1896.

Bouilly. — Le traitement des suppurations pelviennes. Congrès de Genève, 1896, in Semaine Gynécologique de septembre 1896.

— Bulletin de la Société de Chirurgie, 2 juillet 1890, tome XVI, p. 508.

— Des indications de la valeur de l'incision vaginale. Congrès de chirurgie, 1895.

— Des exsudats séreux juxta-utérins. In Semaine Gynécologique du 1er mars 1898.

Breffeil. — Thèse de Bordeaux, novembre 1895.

Broca. — Salpingite et abcès pelviens chez la femme. Gazette hebdomadaire, 29 juin 1893.

Byford. — Traitement des suppurations des annexes. American Journal of obstetric, avril 1888.

— American Journal of obstetric, mars 1892.

— Société Gyn. Chicago, 1889.

Camescasse. — Du choix de l'intervention dans les affections des annexes de l'utérus. Thèse de Paris, 1893.

Chéron. — Cellulite pelvienne. Rev. med. chir. des maladies des femmes, mars 1890.

Condamin. — De la douglassite. Lyon médical, 27 septembre 1896.

Cornet. — Du traitement intra-utérin et vaginal des salpingites. Thèse de Bordeaux, 1890.

Chambers. — Statistique de 51 opérations intra-péritonéales sus-pubiennes et vaginales avec indications et technique. Med. Red., 5 mars 1898.

Cleveland. — The treatment of pelvic abscess by vaginal puncture and drainage. N.-York Journal Gynæcological and obstetric, 1894, p. 652-660.

Coteux Prévost. — Amer. gynæcol. and obst. Journal, 1897.

Cullingworth. — Abcès pelviens. British. med. J., 4 nov. 1893.

Delbet. — Suppurations pelviennes chez la femme. 1891.

Deville. — Des indications actuelles de l'opération, conservatrice ou non. Thèse de Paris, 1898.

[illegible]. — Gynécologie conservatrice dans les affections inflammatoires pelviennes. Thèse de Bordeaux, 1891.

Döderlein (Munich). — Discussion au Congrès de Genève. Semaine Gynécologique, septembre 1896.

Doléris. — Pratique Gynécologique, p. 93.

Dorsett W.-B. — On present status of the treatment of pelvic inflammations. An. J. Obst. N.-Y., 1894, XXX, p. 698-705.

Doyen. — Congrès de Bruxelles, 1892.

— Technique chirurgicale. De la colpotomie ou laparotomie vaginale, p. 332.

Dudley Palmers. — De la gynécologie conservatrice. Am. J. Obst. and Gynœc., 1897.

Duhrssen (Berlin). — Rapport au Congrès de Genève, in Semaine Gynécologique, sept. 1896.

Duplay et Clado. — Mémoire sur le traitement chirurgical des suppurations pelviennes aiguës. Sem. Gyn., 5 janvier 1897.

Fuster. — De l'élytrotomie postérieure. Thèse Montpellier, 1897.

Freund W.-A. — Bulletin médical, 1897, p. 939.

Fritsch. — Traitement des abcès pelviens. Congrès de la Soc. allemande Gynéc. 1891.

Forgue et Reclus. — Thérapeutique chirurgicale. T. II.

Gaillard-Thomas. — Traité des maladies des femmes, p. 680.

Goelet Augustus H. — Technique de l'incision vaginale pour lésions annexielles et petites tumeurs pelviennes. Amer. med. Assoc., 2 juin 1897. Medical News, 5 juin 1897.

Gottschalk. — Soc. Obstét. et Gynéc. de Berlin, 13 fév. 1891. Centr. f. Gyn. 1891, n° 13, p. 26.

Goullioud. — Débridement vaginal des collections de la périmétrite chronique. Congr. fr. de Chirurgie, 1889.

— Débridement vaginal des coll. pelviennes. Ar. ch. de toc., 1891.

— Cas de grossesses chez les opérées pour salpingo-ovarites. Cong. fr. de chirurgie, 1894.

Haggard W.-D. — On the treatment of pelvic abcess. Amer. gyn., and Obst. journal, 1897.

HARTMANN. — Discussion au Congrès de Genève. Sem. gynéc., sept. 1896.

G. HEATON. — Note sur le drainage des grandes cavités après les opérations chirurgicales. British med. journal, 22 janv. 1898.

HEGAR et KALTENBACH. — Traité de gynécologie opératoire, Trad. fr. de Bar, p. 464.

HENROTIN. — De l'opération de choix dans la septicémie pelvienne et en particulier de l'incision vaginale précoce. British med. j., 23 oct. 1897.

— Rapport au Congrès de Genève. Sem. gynéc., sept. 1896.

HUSSENSTEIN. — De la douglassite essentielle. Thèse Lyon, 1896.

JACOBS (de Bruxelles). — Discussion au Congrès de Genève. Sem. gyn., sept. 1896.

JULLIEN. — De l'intervention dans certains cas de suppurations pelviennes. Arch. tocol., 1892.

HOWARD KELLY. — Traité opératoire de suppurations pelviennes. Congrès de Genève, 1896.

KUESTNER. — Technique à suivre dans le traitement des inflammations chroniques des annexes et des suppurations. Deutsch. med. Woch. 12 et 13, 1895.

LA BONNARDIÈRE. — Traitement des suppurations pelviennes. Ann. de gyn. et d'obstét., janvier et février 1896.

LAROYENNE. — De la périmétrite chronique compliquée d'un épanchement latent de nature purulente, séreuse ou hématique. Lyon médical, 21 février 1886.

— Traitement des collections purulentes (Ann. de gyn. et d'obst., juillet 1893).

— De la ponction et de l'incision vaginale (Arch. de tocologie, Paris, 1894, XXI, p. 334).

L. et Th. LANDAU. — Die vaginale radical operation technik and Geslchte. Berlin, 1896.

LE DENTU. — Traitement des affections inflammatoires des annexes de l'utérus. Gaz. des Hôpitaux, 27 février 1892.

LAWSON TAIT. — The pathology and treatment of the diseases of the ovaris. Birmingham, 1883.

LE BEC. — Suppurations pelviennes. France méd., 8 déc. 1893.

LEOPOLD (Dresde). — Traitement des suppurations pelviennes. Discussion au congrès de Genève.

LWOFF. — Colpotomie postérieure. La Gynécologie, avril 1898.

F. MAINZER. — Für radical operation (Archiv. für gynækologie, tome XLIV, fasc. 3, 1897).

MANGIN. — Traitement des suppurations pelviennes (Discussion du congrès de Genève, 1896. — Semaine gynécologique de sept. 1896).

— Evacuation par l'incision vaginale des collections liquides pelviennes, d'origine inflammatoire ou hématique (Nouvelles archives d'obst. et de gynéc., Paris, 1894, t. IX, p. 35).

MARTIN, de Berlin. — La pelvi-péritonite chronique (Rapport au congrès de Moscou, 1897).

MACQUART-MOULIN. — Les méthodes de traitement chirurgical appliquées aux suppurations péri-utérines (Thèse de Paris, 1892).

MONOD. — Sur le traitement des salpingites suppurées par l'incision vaginale. Observations et remarques (Bull. et mém. de la Soc. de chirurgie, 10 mai 1898).

MUNDÉ. — Abcès pelviens (Am. j. of. Obst., nov. 1897).

— The treatment of pelvic abscess in women by incision and drainage (Am. j. of Obst. XIX, 1886)

— Traitement conservateur de la salpingite (Am. j. of Obst., juillet 1892).

NITOT. — Du traitement conservateur dans les abcès pelviens. Bull. de la Soc. obst. et gyn., 5 mai 1892.

PÉAN. — Quelques considérations sur le traitement et le diagnostic de certaines tumeurs de l'utérus et des annexes par le vagin. Gaz. des hôpitaux, 27 juin 1891.

PICHEVIN. — Sur la colpotomie. Congrès de Moscou, 1897. In Sem. gynéc., 5 octobre 1897.

— Élytrotomie et cœlotomie vaginale. Sem. gyn., 11 août 1895.

PICQUÉ. — De l'ablation de certaines tumeurs de l'ovaire et des trompes par l'incision vaginale. Revue génér. de cliniq., n° 40, p. 639, 1889.

— De la valeur de la colpotomie. In La Gynécologie, 25 juin 1898.

POLK. — La chirurgie conservatrice des organes pelviens de la femme. J. de méd. de Paris, 28 octobre 1894.

POIRIER. — Du rôle des lymphatiques dans les inflammations de l'utérus. Progrès médical, 1889-1890.

POZZI. — Traité de gynécologie, 1897.

— De la laparotomie sous-péritonéale. Bull. de la Soc. de chirurgie, 14 avril 1896.

— Traitement des suppurations pelviennes par l'hystérectomie vaginale. Gaz. hebd. de Paris, 18 avril 1891.

— La laparotomie et l'hystérectomie dans le traitement des suppurations pelviennes. Ann. gyn. 1893.

— Phlegmon du ligament large. Mercredi méd., 25 oct. 1893.

— De la colpotomie. Semaine gynécologique, 15 février 1898.

— De la colpotomie dans les suppurations pelviennes. Semaine gynécologique, 17 mai 1898.

PRUD'HOMME. — De l'hystérectomie vaginale appliquée au traitement des suppuratipns pelviennes, Th. Paris, 1897.

PRENGRUEBER. — Pathologie et traitement des suppurations pelviennes. Bulletin médical, 14 mai 1893.

PRICE. — Traitement chirurgical des suppurations pelviennes. Soc. obst. Philadelphie, 7 novembre 1895.

A. PROEGER. — Le soi-disant conservatisme en gynécologie donne-t-il les meilleurs résultats pour les malades. Amer. Gyn. and Obst. Journal, décembre 1897.

QUÉNU. — De l'incision du cul-de-sac postérieur. Discussion de la Soc. de Ch., 19 mai 1896.

RECLUS. — Clinique chirurgicale de la Pitié, 1894.

— De la pelvi-péritonite aiguë et son traitement. Congr. fr. de Chirurgie, 1891.

— Pelvi-péritonite. Arch. de Tocologie, 1891.

RECLUS. — Hystérectomie vaginale et suppuration pelvienne. Gaz. des Hôpitaux, 26 décembre 1893.

RICHELOT. — Discussion au Congrès de Genève. In Semaine Gynécologique de septembre 1896.

— Pyo-salpingite. Semaine méd., 3 oct. 1889.

— Hystérectomie vaginale contre le cancer de l'utérus et les affections non cancéreuses, 1894.

L.-G. Richelot. — A incisão vaginal simple nas suppuracoes pelvianas. Brazil medi. Rio de Janeiro, 1894.

Rodriguez. — Incision du cul-de-sac postérieur dans les suppurations et hématoses pelviennes. Thèse Paris, 1895.

Rosemblat. — De l'incision du cul-de-sac postérieur dans les suppurations pelviennes. Thèse Paris, 1896.

Rouffart. — Traitement des abcès pelviens. Ann. de Soc. belge de Chir., 15 juillet 1893.

Routier. — Traitement des suppurations pelviennes et des lésions bilatérales des annexes. Ann. Gyn., mai 1892.

— Étude sur les inflammations péri-utérines. Bull. de la Soc. de Chir., 14 nov. 1888.

Sassi. — Incision du cul-de-sac postérieur dans les suppurations pelviennes. Thèse de Paris, 1898.

Saenger, de Leipzig. — Traitement des suppurations pelviennes. Rapport au Congrès de Genève, 1896.

Schelooumoff. — De l'ablation des annexes par la colpotomie. Soc. d'Obst. et de Gyn. de St-Pétersbourg. 16 oct. 1897.

Scott. — Pathology and treatment of peri-uterine pelvic inflammations. Am. J. Obst. N.-Y., 1894, t. 803-811.

Segond. — De l'hystérectomie vaginale dans le traitement des suppurations pelviennes. Gaz. des Hôpitaux, 25 février 1891.

— Suppurations pelviennes. Congrès de Bruxelles 1892, Ann. Gyn. 1892.

— Du traitement des suppurations pelviennes. Discussion au Congrès de Genève, 1896.

— Traité de chirurgie de Duplay et Reclus. T. VI, pp. 540 et suiv.

Simpson. — Clinical lecture in the diseases of the women.

Testut. — Anatomie humaine. Organes génitaux de la femme.

Terrillon. — Traitement chirurgical des suppurations pelviennes chez la femme. Sem. Méd., 4 août 1886.

— Traitement des suppurations pelviennes. Bull. et Mém. de la Soc. de Chir., 9 juillet 1890.

Valentin. — Du traitement de certaines collections pelviennes par la ponction et l'incision vaginales. Thèse Paris, 1893.

VALLAS. — Traitement des suppurations pelviennes. Province médicale, 1891.

VEIT. — De l'ouverture du pyo-salpinx au dehors. Zeitsch. fur Gebur. und gynæck., XVI, 2.

VUILLET. — Technique du traitement des suppurations pelviennes par la ponction simple. Bullet. méd., 21 sept. 1892.

WIEDOW. — Traitement des abcès pelviens. Berlin, Klin. Woch., 15 juillet 1889.

WILSON. — Colpotomie vaginale, ses avantages, ses indications. British med. J., 26 février 1898.

ZWEIFEL. — Zur behandlung der Bluterguss kistes der Gebarmutter. Archiv. fur Gynæk. 1885.

— Ueber pyosalpinx. Berlin, Klin. Woch., 1890.

Lille. — Imprimerie Le Bigot Frères, rue Nicolas-Leblanc, 25.

A LA MÊME SOCIÉTÉ D'EDITIONS

Bertillon (Dr Jacques), chef des Travaux statistiques de la ville de Paris, membre du Conseil supérieur de statistique, etc. — **Cours élémentaire de statistique** conforme au programme arrêté par le Conseil supérieur de statistique et adopté par M. le Préfet de la Seine, pour le concours à l'admissibilité au grade de Commis-Rédacteur à la préfecture de la Seine. Broché . . . . 10 fr.

Bertrand (L.-E.), médecin en chef de la marine, ancien professeur aux Écoles de médecine navale, et Fontan (J.), professeur de chirurgie navale et de chirurgie d'armée à l'École de médecine navale de Toulon. — **Traité médico-chirurgical de l'Hépatite suppurée des pays chauds**, grand abcès du foie. In-8° de [illegible] pages avec tracés et figures . . . . 16 fr.

Blanchard (Dr R.), professeur agrégé à la Faculté de médecine de Paris, secrétaire général de la Société zoologique de France. — **Histoire zoologique et médicale des Téniadés du genre Hyménolepis Weinland**. In-8° de 112 pages orné de nombreuses figures . . . . 3 fr. 50

Bourquelot (Émile), docteur ès-sciences, professeur agrégé à l'École supérieure de médecine de Paris, pharmacien en chef de l'Hôpital Laënnec. — **Les Fermentations**, vol. de l'Encyclopédie des connaissances pratiques. In-8° de 2[illegible]5 pages, illustré de 21 figures intercalées dans le texte. Cartonné . . . . 4 fr.

Bourquelot (Émile). — **Les Ferments solubles**, 10e volume de l'Encyclopédie des connaissances pratiques. In-8° de 220 pages. Cartonné . . . . 4 fr.

Calmette (D.-A.), directeur de l'Institut Pasteur de Lille, médecin principal du corps de santé des colonies, ancien directeur de l'Institut bactériologique de Saïgon. — **Le Venin des Serpents**. Physiologie de l'envenimation. Traitement des morsures venimeuses par le sérum des animaux vaccinés. In-8° de 72 p. Broché . . . . 3 fr.

Clado (Dr), chef des travaux de gynécologie à l'Hôtel-Dieu, ancien chef de clinique et de laboratoire de la Faculté. — **Traité des tumeurs de la vessie**. Un fort vol. in-8° de 750 pages, 18 tableaux et 126 gravures dans le texte. Broché . . 16 fr.

Laborde (J. V.), directeur des travaux pratiques de physiologie à la Faculté, membre de l'Académie de médecine. — **Traité élémentaire de physiologie** d'après les leçons pratiques de démonstration, précédé d'une introduction technique à l'usage des élèves. In-8° de 450 p. avec 130 fig. dans le texte et 25 pl. dans l'introduction. Broché. 10 fr.
Cart. à l'angl., fer spécial . . . . 12 fr.

Léger (E.), pharmacien en chef à l'Hôpital Beaujon. — **Les Alcaloïdes des Quinquinas**, avec une préface de Jungfleisch. In-8° de 278 pages. Broché . . . . . . 7 fr. 50

Lesage (le Dr), médecin des hôpitaux de Paris. — Son article sur le choléra dans le supplément (1893) du **Guide pratique des Sciences médicales**. Cartonné . 5 fr.

Letulle (Dr), **Guide pratique des Sciences médicales**, publié sous la direction scientifique du Dr Letulle, professeur agrégé à la Faculté de médecine de Paris, médecin des Hôpitaux. Encyclopédie de poche pour le praticien. Ouvrage in-18 de 1500 pages, cartonné à l'anglaise . . . . 12 fr.
Le supplément pour 1892, in-18 de 420 pages . . . . 5 fr.
Le supplément pour 1893, in-18 de 440 pages . . . . 5 fr.

Marchand (Dr Léon), professeur de cryptogamie à l'École supérieure de pharmacie. — **Enumération méthodique et raisonnée des familles et des genres de la classe des Mycophytes** (Champignons Lichens). In-8° de 334 pages, avec 165 fig. intercalées dans le texte . . . . 10 fr.

Maumené, docteur ès-sciences. — **Manuel de Chimie photographique**. Un vol. in-8° de 499 pages. Broché . . . . 5 fr.

Sonnié-Moret, Docteur en médecine, pharmacien en chef de l'Hôpital des Enfants malades. — **Eléments d'analyse chimique médicale appliquée aux recherches cliniques**. Vol. in-8° de 340 pages . . . . 6 fr.

LILLE, IMP. LE BIGOT FRÈRES

www.ingramcontent.com/pod-product-compliance
Ingram Content Group UK Ltd.
Pitfield, Milton Keynes, MK11 3LW, UK
UKHW020337230726
13925UKWH00003B/846